Generis
PUBLISHING

AF680376

CHRONIQUES ÉPIDÉMIOLOGIQUES DU DISTRICT DE SANTÉ D'ÉDEA

DU TERRAIN À LA SCIENCE

Alex Stéphane NDJIP NDJOCK

Title: **CHRONIQUES ÉPIDÉMIOLOGIQUES DU DISTRICT DE SANTÉ D'ÉDEA**

DU TERRAIN À LA SCIENCE

ISBN: 979-8-89966-300-0

Author: Alex Stéphane NDJIP NDJOCK

Cover image: https://pixabay.com/

Publisher: Generis Publishing
Online orders: www.generis-publishing.com
Contact email: info@generis-publishing.com

DEDICACE

Ce livre est le fruit d'un travail collectif, mais il porte aussi l'empreinte d'une vision : celle du Dr Ekom Bissang Amandine Flora.

Alex Stéphane Ndjip Ndjock

AVANT-PROPOS

Ce livre, est bien plus qu'un simple recueil de rapports d'investigation. Il est le fruit d'un engagement de cinq années au cœur du système de santé Camerounais et du District de santé d'Edea, une aventure humaine et scientifique née sur le front des épidémies, dans les réalités des formations sanitaires et l'urgence des alertes communautaires.

Ces chroniques permettront de combler un vide. Trop souvent, le travail colossal accompli par les équipes de terrain dans les districts de santé reste confiné à des archives administratives, invisible au grand public et parfois même à la communauté scientifique élargie. Pourtant, c'est ici, à Édéa, au contact des populations, que se joue une part essentielle de la santé publique Camerounaise. Nous avons voulu offrir un témoignage authentique, une « science du concret », qui parte des données brutes recueillies dans nos aires de santé pour aboutir à une analyse épidémiologique rigoureuse, capable d'éclairer les décisions et les politiques.

Ce projet est né de la triple conviction qui a guidé mon parcours, tel que le reflète mon expérience d'épidémiologiste de district :

La nécessité de documenter méthodiquement les réalités épidémiologiques uniques de notre district, marqué par sa diversité géographique, de la zone insulaire de Mouanko aux axes routiers très fréquentés.

L'impérieux besoin de capitaliser sur les enseignements tirés de chaque investigation, qu'il s'agisse du choléra, de la rougeole ou de la fièvre jaune afin d'améliorer la préparation et la réponse aux crises futures.

La volonté de transmettre et de valoriser le travail d'une équipe dévouée, souvent dans l'ombre, et de montrer comment la surveillance intégrée, pierre angulaire de la santé publique, s'opère au quotidien.

CONTEXTE ET PARCOURS

Les investigations ne sont pas des cas d'école. Elles ont été menées dans un contexte de contraintes logistiques réelles, de rupture sporadique des tests de diagnostic, et face à la complexité de populations mobiles et de défis socio-économiques profonds. Mon parcours, de l'infirmier diplômé d'État au spécialiste en santé publique et épidémiologiste, en passant par mes expériences avec l'Organisation Mondiale de la Santé et en tant qu'enquêteur pour des institutions comme le Haut Conseil de la Santé Publique France, m'a armé pour cette tâche. Il m'a appris à allier la rigueur du clinicien à la vision systémique de l'épidémiologiste, et à toujours chercher à traduire les données en actions de santé publique tangibles.

REMERCIEMENTS

Il serait impossible de nommer ici toutes les personnes qui ont contribué, de près ou de loin, à la réalisation de ce projet. Permettez-moi toutefois d'exprimer ma gratitude la plus sincère à ceux qui en ont été les piliers :

À Dr Steve Roland SOUGA, Médecin-Chef du District de Santé d'Édéa, pour sa confiance, son leadership et son soutien indéfectible qui ont créé un environnement propice à l'innovation et à la rigueur scientifique.

À toute l'équipe cadre du District de Santé d'Édéa et aux agents de santé de terrain, dont le dévouement quotidien constitue la colonne vertébrale de ce récit. Votre résilience face à l'adversité est une source d'inspiration constante.

À mes collaborateurs et co-auteurs de diverses études, pour les fructueuses collaborations et les échanges scientifiques stimulants.

Je tiens à remercier chaleureusement l'Organisation Mondiale de la Santé pour les opportunités de formation et de mission qui ont considérablement enrichi mon expertise et ma compréhension des enjeux de santé globale.

Un remerciement spécial à l'Association pour le Développement de l'Épidémiologie de Terrain (Epiter) et au Réseau Canadien de Renseignements sur la Santé Publique pour les espaces d'échange et de renforcement des capacités qui ont nourri ma réflexion.

Enfin, et surtout, à la population du District d'Édéa, dont participation aux investigations et aux activités de santé sont le fondement même de ce travail.

Puissent ces chroniques servir non seulement de mémoire, mais aussi de guide et de source d'inspiration pour les futurs acteurs de la santé publique, au Cameroun et au-delà. Le chemin de la santé pour tous est long, mais chaque pas, documenté et analysé, nous en rapproche.

Table des matières

INTRODUCTION GENERALE

Dans le paysage sanitaire camerounais, les districts de santé constituent la base du système de santé contre les maladies à potentiel épidémique. Pourtant, leurs interventions restent souvent diluées dans la complexité des systèmes centraux et l'immédiateté des urgences. Ce livre, « Chroniques épidémiologiques du district de santé d'Édéa : Du terrain à la science », se propose de combler ce vide. Il est le récit documenté et analytique d'une expérience sanitaire et humaine au cœur d'un territoire confronté aux urgences de santé publique telles que le choléra, la rougeole et la fièvre jaune.

Le district de santé d'Édéa, dans la région du Littoral, présente un microcosme des défis de la santé publique en Afrique subsaharienne. Carrefour économique et routier, il est caractérisé par une diversité géographique remarquable, une superficie dense aux aires de santé rurales et insulaires difficiles d'accès, comme Mouanko. Cette configuration unique, marquée par une hydrographie abondante (fleuves Nyong, Sanaga, Dibamba) et une importante mobilité des populations, en fait un terrain propice à l'émergence et à la propagation de maladies infectieuses. Ici, la théorie de la surveillance épidémiologique est mise à l'épreuve du réel : ruptures de stocks de tests de diagnostic, difficultés logistiques, défis socio-économiques et impératif d'une réponse locale rapide.

Cet ouvrage est le fruit d'un engagement de quatre années sur le terrain. Il ne s'agit pas d'un simple recueil de rapports, mais d'une capitalisation systématique des investigations menées entre 2022 et 2025. Chaque chapitre plonge le lecteur au cœur de l'action, depuis la réception d'une alerte jusqu'à l'analyse post-épidémie. Le choléra, avec ses flambées récurrentes en 2022 et 2023, illustre les liens inextricables entre la santé et les conditions d'accès à l'eau potable et à l'assainissement. Les épidémies répétées de rougeole, notamment en 2022 et 2025, mettent en lumière les lacunes persistantes de la couverture vaccinale et la vulnérabilité des populations et communautés non immunisées. Enfin, l'investigation préventive d'un cas de fièvre jaune en 2025 démontre l'importance cruciale de la vigilance et de la prophylaxie dans un district considéré comme un espace à risque.

Au-delà du récit des interventions, ce livre a une ambition méthodologique. Il détaille, dans sa troisième partie, une analyse comparative des approches d'investigation, des définitions de cas aux techniques d'échantillonnage, en passant par les outils de collecte de données. Il s'agit de montrer comment une « science du concret » s'élabore sur le terrain, alliant rigueur académique et pragmatisme opérationnel pour transformer des données brutes en décisions sanitaires éclairées.

Porté par l'expérience et le regard de l'épidémiologiste de district, ce travail est aussi un hommage au dévouement des équipes cadres, des agents de santé et des relais communautaires qui, dans l'ombre, constituent la colonne vertébrale du système de santé. Leur résilience face à l'adversité est la clé de voûte de la sécurité sanitaire locale.

En offrant ces chroniques, nous espérons non seulement conserver la mémoire de ces combats sanitaires, mais aussi et surtout fournir un guide et une source d'inspiration pour les futurs acteurs de la santé publique. Le chemin vers l'élimination des maladies évitables est long, mais chaque investigation documentée, chaque leçon apprise et partagée, nous en rapproche un peu plus. C'est la conviction profonde qui anime cet ouvrage.

PARTIE I : CADRE CONTEXTUEL

CHAPITRE 1 : LE DISTRICT DE SANTE D'ÉDEA - CONTEXTE GEOGRAPHIQUE, DEMOGRAPHIQUE ET SANITAIRE

Le District de Santé d'Édéa (DSE) est situé à environ 65 km de Douala, chef-lieu de la région du Littoral, dans le département de la Sanaga Maritime. Il constitue l'un des districts stratégiques de cette région à cause de sa situation sur l'axe lourd et sa frontière maritime avec les pays voisins. Il doit ainsi faire face aux nombreux accidents de la voie publique et aux pathologies qui sévissent dans certains pays voisins mais qui sont souvent rares dans l'espace national. Il couvre une superficie de 543,941km^2 pour une population de 185 146 habitants en 2025.

Il est limité : au nord par les districts de santé de Boko, Logbaba et Yabassi ; au Nord-Est par le District de Ngambe ; à l'Est par les districts de Pouma et Eseka ; au sud par le District de Kribi et à l'Ouest par l'océan atlantique.

L'hydrographie

Le DSE est arrosé par trois importants fleuves (le Nyong, Dibamba, et la Sanaga) et les affluents et de grandes rivières (La Kelle, Loloma…). L'existence de nombreuses chutes, la présence des barrages et les eaux stagnantes des zones marécageuses constituent un milieu propice pour le développement et la prolifération de nombreux vecteurs des maladies telles que les filarioses (onchocercose, loase), le paludisme, ainsi que des maladies du péril fécal (cholera, dysenteries, salmonelloses…).

Le relief et le climat

La grande partie du district se situe dans la plaine côtière du bassin de l'Atlantique. Une aire de santé (Ngonga) a un relief accidenté de la bordure du plateau du Sud Cameroun. Le climat est celui de type équatorial avec quatre saisons dont deux saisons sèches et deux saisons de pluie ; la grande saison sèche s'étend de Décembre à Mars et la grande saison des pluies va de Juin à Novembre.

La végétation et la faune

La faune est variée, on note la présence des animaux des forêts et de nombreux insectes. Les rivières sont poissonneuses et de nombreuses forêts de mangroves en font une réserve animale et poissonneuse. La flore est celle des régions équatoriales, constituée des grands arbres favorables à l'agriculture et à l'exploitation forestière.

Les voies de communication et zones enclavées

Voies routières et ferroviaires

Le district est traversé d'une part par la route bitumée nationale N° 3 qui relie Douala et Yaoundé, les deux grandes capitales du pays et son embranchement vers Kribi et d'autre part, par le chemin de fer du Transcamerounais (Ngaoundéré - Kumba). En dehors des aires urbaines d'Edéa, la voie ferrée traverse trois aires de santé rurale : Malimba, Makondo et Batombè.

Dans l'ensemble du district, six aires de santé sont accessibles annuellement grâce aux routes bitumées ; alors que les autres ne le sont pas à partir de juin à novembre. C'est le cas patent des aires de Mouanko, Déhanè (à cause des villages insulaires) et Ngonga (relief très accidenté).

Postes et télécommunications

La ville d'Édéa est couverte par les réseaux de téléphone fixe et mobile. Le réseau mobile couvre actuellement toutes les aires de santé, permettant ainsi la communication rapide entre les aires d'une part, et entre les aires et le service de district d'autre part.

Tableau 1 *Données administratives et politiques*

Données administratives et politiques	
Région	Littoral
Département	Sanaga Maritime
Chef-lieu	Edéa
Collectivités territoriales décentralisées	Communauté urbaine d'Edéa, communes d'Edéa I et d'Edéa II, Dizanguè, Mouanko, Ngwei et Dibamba
Département	Sanaga Maritime
Administrations traditionnelles (chefferies)	Canton Adiè, canton Bassa-Etouha, Yakalak, Malimba, yassoukou, Ndogbianga et Longasse. Il existe 230 villages pour 230 chefferies traditionnelles de 3ème degré.
Institutions politiques	RDPC, PRCN, UPC, UNDP, SDF

Tableau 2 *Données démographiques*

Données démographiques	
Population générale	185 146 habitants
Densité	23,2 habitants au Km^2

Données socio-économiques

Types d'habitat et urbanisation

Habitats et urbanisme : Promiscuité en ville et habitat dispersés dans les villages. 6,77% des ménages ont accès à l'électricité et le reste utilise les lampes à pétrole, la plupart des habitats sont en matériaux provisoire.

Accessibilité aux commodités essentielles de la vie : 6,77% de la population ont accès à l'électricité et le reste utilise les lampes à pétrole. Proportion de ménage ayant accès à une source d'eau potable : 8% (zone urbaine).

Hygiène et assainissement du milieu : Proportion de ménage utilisant une latrine aménagée en ville : 3 ménages sur 5 et au village 1 ménage sur 5. Au village, les ordures sont déversées dans la nature ; en ville : décharge publique : 50%, point de dépôt : 15%, décharge dans les cours d'eau : 35%.

Activités économiques

Les populations du district de santé pratiquent essentiellement le petit commerce. Certaines pratiquent l'élevage, l'agriculture et la pêche. Cette dernière activité est exercée essentiellement par les étrangers au niveau des aires de Mouanko, Déhanè, Dizanguè, Logbadjeck et Elogbele. On note également la présence de quelques industries et entreprise : ALUCAM, SAFACAM, SOCAPALM…etc.

Données socioculturelles

Population

Autochtones (Bassas, Bakoko, Malimba, Basso, Yakalak), les allogènes (les bamilékés, bétis, Toupouri, Moundang, Bakossi, Bakwere, Mankon…) et les étrangers (nigérians, ghanéens, guinéens, tchadiens, sénégalais).

Religions

Sont pratiquées : christianisme, islam et animisme ; les rites, coutumes et tabous. Le traitement indigène (scarifications, etc.) est pratiqué. Il existe un président départemental de la médecine traditionnelle siégeant à Edéa, il tient une réunion tous les dix du mois. Les accouchements traditionnels ne sont pas organisés.

Les établissements scolaires

Le district de santé d'Edéa est une zone fortement scolarisée. Le taux de scolarisation est de l'ordre de 80%. Ainsi nous dénombrons en termes d'infrastructures : 35 écoles maternelles dont 18 publiques et 17 privées ; 129 écoles primaires publiques et privées ; 29 lycées et collèges publiques et privées.

On note également l'existence de plusieurs centres de formations professionnelles.

Cartographie sanitaire du district de santé

Le district de santé d'EDEA comprend :

- 11 aires de santé : Béon, Déhanè, Délanguè, Dizanguè, Elogbélè, Logbadjeck, Makondo, Malimba, Mouanko, Ngonga, Plateau.

La ville d'Edéa compte au total 06 Pharmacies privées et 02 laboratoires privés d'analyses médicales.

La médecine du travail est assez développée dans le DS. Les entreprises telles ALUCAM, SAFACAM, SOCAPALM ont leurs propres structures sanitaires. Certaines entreprises traitent avec l'Hôpital Régional Annexe d'Edea (HRAE) et les cabinets privés installés à Edéa. De ce fait il existe un système d'assurance et de partenariat entre ces entreprises et l'HRAE permettant aux bénéficiaires d'avoir des soins holistiques qui seront remboursés directement par la société.

Toutes les aires ont les formations sanitaires publiques. Les centres de santé et les centres médicaux d'arrondissement ne sont pas tous construits selon les normes et leurs plateaux techniques ne sont pas conformes à leurs paquets d'activité. La capacité d'accueil de l'HRAE est largement dépassée. Il faudrait un hôpital de district au niveau de l'arrondissement d'Edéa deuxième pour parer à cette faiblesse.

Le District dispose de 56 formations sanitaires dont 40 intégrées au Programme Elargi de Vaccination (PEV). La densité médicale reste faible avec un médecin pour environ 49 000 habitants.

CHAPITRE 2 : LE ROLE DE L'ÉPIDEMIOLOGISTE DE DISTRICT

Les épidémiologistes sont au cœur de la santé publique, car ils apportent l'expertise nécessaire à l'étude des schémas pathologiques, à l'orientation des politiques et à l'élaboration de stratégies visant à protéger les communautés.

L'Épidémiologiste de District joue un rôle crucial dans la santé publique en étudiant les modèles, les causes et les effets des conditions de santé et de maladie dans des populations définies. Il contribue à l'interprétation des données afin d'orienter les politiques et les stratégies de santé publique, garantissant ainsi un paysage sanitaire bien informé. Acteur essentiel de la santé publique, l'épidémiologiste joue un rôle à la fois important et dynamique, offrant une occasion exceptionnelle d'influencer les résultats sanitaires au niveau de la population. Il se consacre à la compréhension de la distribution et des déterminants des maladies et des événements liés à la santé dans des populations spécifiques. Plus spécifiquement, ses responsabilités comprennent entre autres :

- **Collecte et analyse des données :** Collecter des données complètes à partir de diverses sources, notamment des enquêtes, des rapports d'activités et des dossiers médicaux, afin d'évaluer les problèmes et les tendances en matière de santé publique.

- **Conception et mise en œuvre d'études :** Élaborer, affiner et mettre en œuvre des études épidémiologiques, en veillant à ce qu'elles soient solides sur le plan méthodologique et qu'elles donnent des indications fiables sur les résultats en matière de santé.

- **Surveillance des maladies :** Surveiller les foyers de maladies infectieuses et de maladies chroniques, évaluer leur propagation et définir des mesures de contrôle efficaces.

- **Production de rapports :** Compiler des rapports détaillés résumant les résultats de l'enquête et présenter des recommandations fondées sur des données aux parties prenantes, y compris les responsables de la santé, les décideurs politiques et le grand public.

- **Politique de santé publique :** Collaborer avec les agences gouvernementales et les organisations de santé pour formuler des stratégies et des lignes directrices qui atténuent et préviennent les menaces pour la santé.

- **Évaluation des risques :** Analyser les facteurs de risque potentiels pour divers problèmes de santé, en contribuant à l'élaboration de stratégies de réduction des risques.

- **Engagement communautaire :** Participer à des initiatives d'éducation du public pour accroître la sensibilisation et la compréhension des maladies évitables et des interventions en matière de santé.

- **Formation continue :** Rester informé des développements récents et des avancées dans la recherche épidémiologique et les pratiques de santé publique.

PARTIE II : INVESTIGATIONS ÉPIDEMIQUES

CHAPITRE 3 : LE CHOLERA - DOUBLE INVESTIGATION (2022-2023)

RAPPORT D'INVESTIGATION DU DECES D'UN CAS SUSPECT DE CHOLERA DANS L'AIRE DE SANTE D'ELOGBELE, DISTRICT DE SANTE D'EDEA, RÉGION LITTORAL, CAMEROUN 2023

Date : 01 Juin 2023

A : GROUPE TECHNIQUE REGIONAL LITTORAL - PROGRAMME ELARGI DE VACCINATION

De : Alex Stéphane NDJIP NDJOCK, Steve Roland SOUGA, Electha EKOW, JOSEPH NKEM PENDA, EPHRAIM BELIBI, OBACAIRE BIUMLA

Object : D'INVESTIGATION DU DECES D'UN CAS SUSPECT DE CHOLERA DANS L'AIRE DE SANTE D'ELOGBELE, DISTRICT DE SANTE D'EDEA, RÉGION LITTORAL, CAMEROUN

Lieu : AIRE DE SANTE D'ELOGBELE, DISTRICT DE SANTE EDEA, RÉGION LITTORAL

Date de départ : 30 Mai 2023

Date de retour : 30 Mai 2023

Résumé

Dans le contexte d'une épidémie de choléra active depuis 2022 dans le district d'Édéa, un décès suspect survenu le 30 mai 2023 dans le quartier Haoussa a déclenché une investigation épidémiologique. L'enquête menée le 30 mai 2023 a identifié un enfant de 12 ans, décédé moins de 24 heures après l'apparition de diarrhées et vomissements, sans avoir consulté en structure de santé. Un second cas (sa grand-mère) a été hospitalisé avec des symptômes similaires. Les facteurs de risque incluaient la consommation d'un repas communautaire à l'église et l'absence de vaccination anticholérique. Les mesures immédiates ont comporté la désinfection du ménage, la prophylaxie des contacts par doxycycline et la sensibilisation communautaire. Ce cas suspect non confirmé biologiquement souligne la nécessité de renforcer la surveillance communautaire, l'accès aux soins précoces, les campagnes de vaccination ciblées et les mesures WASH pour prévenir de nouvelles transmissions dans cette zone à risque.

Mots-clés : Choléra, investigation, décès, mesures WASH, Édéa, Cameroun.

Introduction

Le choléra est une maladie diarrhéique aiguë causée par l'infection de l'intestin par la bactérie Vibrio cholerae de type O1 ou O139 qui peut causer une déshydratation rapide et la mort. Les enfants et les adultes peuvent être infectés. Le choléra est étroitement associé à la pauvreté, un mauvais assainissement et l'absence d'eau potable saine. Ainsi, le fardeau du choléra est concentré en Afrique et en Asie du Sud, représentant environ 99 % des cas dans le monde entier. Dans un contexte de manque d'eau dans la ville d'Edea, et suite à la confirmation de l'existence d'un foyer de choléra dans la ville, le 30 mai le décès d'un cas suspect de cholera au district de sante d'Edea a été enregistré dans la communauté aux environs de 4h. Plusieurs investigations ont été menées afin de décrire le cas, ses signes et symptômes, le facteur de risque, déterminer sa gravité, de confirmer le cas de choléra et de mettre en œuvre les mesures de prévention et de contrôle de l'infection.

Méthodes

Lieu d'étude

L'aire de sante d'Elogbele présente au District d'Edea, déjà déclaré officiellement en épidémie de choléra depuis l'année 2022, nous avons réalisé l'investigation dans cette aire précisément au quartier Haoussa sur le cas de décès survenus le 30 mai 2023.

Afin de réaliser cette investigation, nous avons :

- Effectuer une descente au domicile des parents du cas décédé, répondant à la définition de cas ;
- Administrer un questionnaire d'investigation standardisé au grand père du cas décédé dans l'Aire de santé d'Edea ;
- Intégrer le cas dans la liste linéaire des cas de choléra préexistante.

Type d'étude

Une enquête descriptive prospective a été menée.

Définition des cas

La définition de cas utilisée lors de cette enquête était : tout individu âgé de plus de 2 ans présentant une diarrhée aqueuse aigue et une déshydratation sévère, ou mourant de diarrhée aqueuse aigue dans le district de santé d'Edea. Dans les zones en épidémies de choléra telles que le District de santé d'Edea, il s'agissait de toute personne présentant ou mourant de diarrhée aqueuse aigue.

Résultats

La descente sur le terrain pour l'investigation a été menée le 30 mai 2023 au domicile des parents de l'enfant dans l'Aire de sante d'Elogbele, au quartier Haoussa. En effet, le décès d'un cas suspect de cholera dans la communauté a été notifié à 4h du matin.

Il s'agissait d'un enfant de 12 ans de sexe Masculin chez qui les symptômes de diarrhée et vomissements ont débuté le lundi 29 mai 2023 à 3h.

En effet, il serait allé à l'église le dimanche et aurait mangé un repas ayant suscité ses symptômes.

Cependant, un autre cas suspect du même ménage, âgé de 57 ans a été recensé ce même 30 mai 2023. Il s'agissait de la grand-mère du cas décédée qui se trouvait à l'Hôpital Régional Annexe d'Edea pour les mêmes signes dans un état de déshydratation léger et stable.

Mesures prises

Avant le départ

- Vérifier la source de l'alerte
- Obtentions des autorisations requises (Préfet)
- Préparation du matériel et des fournitures pour la surveillance
- Préparation du matériel de soins aux patients, de prévention et contrôle des infections (PCI) et d'éducation en matière de santé et d'hygiène pour la surveillance
- Organisation du transport des équipes et du matériel dans les conditions sures

Sur le terrain

- Recueil des données sur le lieu d'habitation du cas
- Enquête EHA au sein de la communauté
- Enquêter sur les sources possibles de contamination et les voies probables de transmission (sources d'eau, marchés, rassemblements, funérailles et pratiques culturelles)

- Diffusion des messages clés de prévention du choléra a la communauté
- Fournir la Doxycycline aux personnes de l'entourage
- Désinfection du ménage et du corps en appliquant les méthodes WASH
- Désinfection du site d'inhumation

Apres la visite sur le terrain

- Informations des autorités compétentes
- Formulation des recommandations
- Rapport d'investigation
- Diffusion du rapport auprès des autorités compétentes

Discussion

Cette investigation décrit un décès suspect de choléra survenu dans un contexte épidémique actif au district d'Édéa. La présentation clinique typique (diarrhée aqueuse aiguë avec vomissements), l'évolution rapidement fatale en moins de 24 heures, et l'existence d'un cas secondaire dans le même ménage sont fortement évocateurs d'une infection cholérique. Le repas consommé à l'église émerge comme facteur de risque probable, suggérant une transmission de type toxi-infection alimentaire collective, bien que cette hypothèse n'ait pu être confirmée microbiologiquement. La non-consultation médicale du cas index a probablement contribué à l'issue fatale, soulignant les défaillances dans le recours aux soins et la détection précoce des cas graves.

Plusieurs limites doivent être considérées dans l'interprétation des résultats. L'absence de confirmation biologique par isolement de Vibrio cholerae empêche une certification définitive du diagnostic. L'investigation n'a pas pu documenter de manière exhaustive l'exposition hydrique et alimentaire des cas, ni réaliser de prélèvements environnementaux. La recherche active de cas supplémentaires est restée limitée au ménage familial, sans extension systématique dans la communauté ou les structures de santé avoisinantes.

Malgré ces limites, cette investigation confirme la circulation active du choléra dans la zone et met en lumière plusieurs vulnérabilités : couverture vaccinale insuffisante, délais de consultation critiques, et pratiques d'hygiène probablement inadaptées. La survenue de ce décès en période épidémique souligne l'impérieuse nécessité de renforcer les systèmes d'alerte précoce, d'améliorer l'accès aux soins et d'intensifier les stratégies préventives combinant vaccination, mesures WASH et surveillance communautaire active

Conclusion

Cette investigation a montré que cet enfant résidant au quartier Haoussa était effectivement un cas suspect de choléra. Les causes réelles restent encore inconnues malgré qu'il serait allé à l'église le dimanche et aurait mangé un repas ayant suscité sa diarrhée et ses vomissements. Aussi, le cas n'avait reçu aucune dose de vaccin anticholérique. Afin d'endiguer de prochaines épidémies et tendre vers l'élimination de la maladie, il est primordial de renforcer la surveillance épidémiologique et l'application des mesures préventives contre le choléra dans le district particulièrement pendant la saison pluvieuse et de promouvoir la collaboration multisectorielle à travers l'implication de tous les acteurs des secteurs apparentés. Ceci aura pour but de prévenir et de réduire localement les risques de diffusion de la maladie et, d'autre part, d'analyser son évolution en termes de temps, lieu et personne, afin d'adapter la réponse de santé publique, dans un objectif d'élimination dans les plus brefs délais.

Recommandations

Pour prévenir de nouvelles tragédies et progresser vers l'élimination du choléra dans le district, les recommandations suivantes sont proposées :

- Renforcement du système d'alerte précoce à travers la mise en place d'un réseau de surveillance communautaire avec des relais communication formés à la détection et signalement des cas suspects.
- Amélioration de l'accès aux soins par l'organisation des unités de traitement du choléra mobiles pendant la saison épidémique et la suppression des barrières financières à la prise en charge.
- Interventions WASH multisectorielles par le Renforcement de l'accès à l'eau potable et la promotion de l'assainissement des ménages, et la régulation de la sécurité sanitaire des aliments dans les lieux publics.

  Sensibilisation communautaire intensive par le biais du développement des messages contextuels sur la prévention, la reconnaissance précoce des symptômes, et l'importance de la consultation immédiate.

La mise en œuvre de ces mesures, couplée à un suivi-évaluation rigoureux, devrait permettre de réduire significativement l'incidence du choléra et prévenir les décès évitables dans le district d'Édéa.

RAPPORT D'INVESTIGATION DE L'EPIDEMIE SUSPECTE DE CHOLERA DANS L'AIRE DE SANTE DE MOUANKO, DISTRICT DE SANTE D'EDEA, RÉGION LITTORAL, CAMEROUN 2022

Date : 04 Mai 2022

A : GROUPE TECHNIQUE REGIONAL LITTORAL - PROGRAMME ELARGI DE VACCINATION

De : ALEX STÉPHANE NDJIP NDJOCK, STEVE ROLAND SOUGA, TJANDA IRENEE, NKEM PENDA JOSEPH, BELL MBOCK

Object : INVESTIGATION DE L'EPIDEMIE SUSPECTE DE CHOLERA DANS L'AIRE DE SANTE DE MOUANKO, DISTRICT DE SANTE D'EDEA, RÉGION LITTORAL, CAMEROUN

Lieu : AIRE DE SANTE DE MOUANKO, DISTRICT DE SANTE EDEA, RÉGION LITTORAL

Date de départ : 03 Mai 2022

Date de retour : 03 Mai 2022

Résumé

Une alerte signalant plusieurs cas suspects de choléra a été reçue le 2 mai 2022 dans l'aire de santé de Mouanko, zone insulaire du district d'Édéa. Une investigation menée le 3 mai 2022 a identifié cinq cas suspects présentant des diarrhées aqueuses aiguës, des vomissements et des déshydratations sévères. Les patients, âgés de 6 à 75 ans, incluaient une femme enceinte et provenaient majoritairement de populations mobiles. Aucun décès n'a été enregistré, mais l'absence de confirmation biologique due à la rupture des tests de diagnostic rapide et à l'absence de prélèvements systématiques limite la confirmation étiologique. L'analyse a révélé des vulnérabilités structurelles importantes :

accès limité à l'eau potable, assainissement précaire, ressources humaines sanitaires insuffisantes et faible niveau d'hygiène communautaire. Les actions immédiates ont inclus la prise en charge médicale, la sensibilisation, la désinfection et la prophylaxie des contacts. Les recommandations prioritaires incluent le renforcement du système de surveillance, l'amélioration des infrastructures d'eau et d'assainissement, l'intégration de Mouanko dans les campagnes de vaccination et le développement de capacités locales de réponse aux épidémies. Cette investigation souligne l'urgente nécessité d'une approche multisectorielle pour prévenir la résurgence du choléra dans cette zone à haut risque.

Mots-clés : Choléra, Investigation épidémiologique, District de Santé d'Édéa, Mouanko, Urgence sanitaire

Introduction

Lundi le 02 Mai 2022, une alerte de la présence de plusieurs cas suspects de Cholera a été donnée par le Délégué Régional de la Sante Publique du Littoral. Il s'agissait de 3 cas suspects développant les signes de choléra, précisément d'une femme, un enfant et un homme âge. Ainsi, le 03 mai 2022, une mission d'investigation composée de l'Equipe cadre du district a quitté Edea pour Mouanko avec à son bord les intrants et outils facilitant l'investigation et la prise en charge des cas.

Histoire du choléra dans la région et données nationales et locales des années précédentes

Au Cameroun, la crise climatique aggrave l'épidémie de choléra. Le ministère de la Santé camerounais s'associe à l'Organisation mondiale de la santé (OMS) pour arrêter la propagation du choléra, qui a déjà fait plus de 100 morts et infecté près de 5.000 autres depuis la fin de l'année dernière.

Le Cameroun est aux prises avec l'épidémie de choléra depuis le 21 octobre 2021. Selon les derniers chiffres, plus de 100 personnes en sont mortes, et plus de 5.000 cas ont été recensés. Parmi les dix régions que compte le pays, cinq d'entre elles (Centre, Littoral, Nord, Sud et Sud-Ouest) ont signalé au moins un cas. « L'épidémie de choléra commence généralement pendant la saison sèche, ce qui implique a priori un problème de manque d'eau ».

Dans un tweet, le ministre de la Santé publique Manaouda Malachie rapporte qu'entre le 23 mars et le 5 avril 2022, 226 nouveaux cas de choléra ont été mis à jour. Et deux (2) décès ont été répertoriés. Les 226 cas de choléra ont été identifiés dans la région du Littoral (126 cas) et dans le Sud-Ouest (100 cas). Les deux décès ont été notés dans la région du Littoral. Au total, depuis le début de l'épidémie, 4627 cas de choléra ont été identifiés au Cameroun. Le cumul des décès est de 105, souligne le ministre de la Santé publique.

Histoire du cas

Lundi, le 2 mai 2022, le CMA de Mouanko recevait une femme âgée de 26 ans pour déshydratation sévère, induite par la diarrhée et les vomissements incoercibles avec un état général altéré provenant de l'ile de Mbiako. Celle-ci aurait été en contact samedi le 30 avril 2022 avec un homme présentant les mêmes symptômes mais ayant pris des médicaments traditionnels et des perfusions, le tout non identifiables, allait mieux. A la même date, un homme âgé de 75 ans leur ayant rendu visite a été reçu dans la même formation sanitaire pour déshydratation sévère, selles liquides, gastroentérite. De même, dans les heures qui suivaient, une fille âgée de 6 ans était reçue à l'hôpital pour les mêmes symptômes que les précédents patients. Cependant l'épouse de l'homme âgé de 75 ans présentait aussi les symptômes tels que diarrhée et vomissements.

Le jour d'après soit le 03 mai 2022, un homme âgé de 50 ans qui était garde malade et qui s'occupait de tous les autres cas avait commencé a présenter des signes d'asthénie, vomissements, douleurs abdominales.

Au cours de la semaine épidémiologique 18, tous les 5 cas suspects ont été pris en charge au CMA Mouanko. Tous ces cas obéissaient a la définition des cas suspects de cholera nationale telle que renseignée ci-dessous et présentaient une déshydratation sévère. Les cas étaient constitués de deux hommes âgés respectivement de 50 et 75 ans ; deux femmes âgées de 26 et 35 ans dont une femme enceinte et une fille de 6 ans.

Apres la prise en charge adéquate, on note une nette évolution des cas dont 3 cas sortis ce jour et 2 cas restent en observation (état stable).

Méthodes

Lieu d'étude

L'aire de sante de Mouanko est une aire rurale constituée de 13 498 hbts, située à 62 km du district de sante d'Edea. C'est une aire qui regorge des populations venues d'ailleurs (déplacés) telles que des Ghanéens, Kenyans, Nigérians... Elle est limitrophe à l'aire de Manoka. On y retrouve plusieurs problèmes actuels de santé publique dans la population (malnutrition, maladies épidémiques concomitantes non-diarrhéiques, etc.) Elle regorge des Structures de santé publiques et privées telles que le CMA Mouanko, CEBEC Lobethal, CSI Yatou. Les conditions d'accès sont difficiles compte tenu de l'état de la route et de la distance par rapport au district de sante d'Edea (64km). Il n'y existe pas de Problèmes de sécurité.

Type d'étude

Une enquête transversale descriptive a été menée.

Définition des cas

Cas confirmé

Manifestations cliniques de la maladie et confirmation en laboratoire de l'infection par isolement, dans les vomissements ou les selles, du sérotype O1 ou O139 de Vibrio cholerae produisant la toxine cholérique.

Cas probable

Manifestations cliniques de la maladie chez une personne ayant un lien épidémiologique avec un cas confirmé.

Cas suspect

Le choléra se caractérise par une diarrhée aqueuse aiguë et/ou des vomissements. La gravité de la maladie peut varier.

Résultats

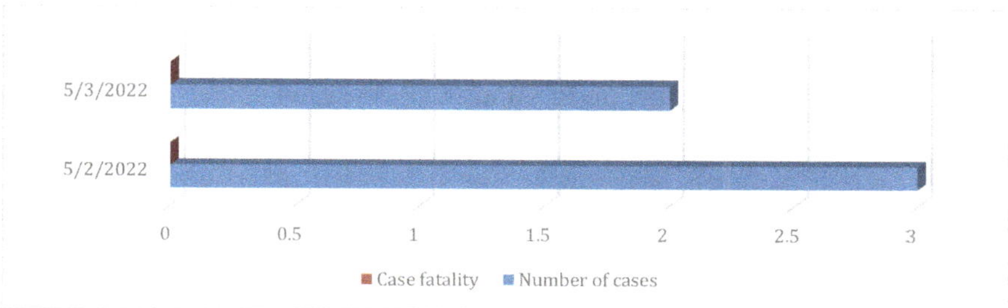

Figure 1 : Nombre de cas et de décès par jour, Mouanko 2022

Confirmation du diagnostic et de l'épidémie

Les symptômes correspondent à la définition clinique standard d'un cas de choléra, néanmoins en rupture de Test de Diagnostic Rapide, aucun cas n'a pu être confirmé. Aucun échantillon de selles n'a été prélevé pour la culture.

Capacité de réponse de la structure sanitaire

• Le nombre actuel de lits (14) n'est pas très suffisant pour le nombre de cas attendus ; car ile ratio lit/hbt est très faible.

• Le nombre actuel de personnel médical (4) et non-médical (4) est insuffisant et aucun personnel n'a déjà eu une expérience du choléra.

• La qualité des soins est acceptable et les protocoles standardisés sont utilisés.

• Les pratiques d'hygiène (isolement des malades, lavage des mains) sont peu acceptables car on décrit l'absence d'eau courante et des populations peu consciente de l'urgence sanitaire.

• Les stocks de RL et de SRO sont suffisants pour couvrir les besoins immédiats suite au renforcement des stocks de la formation sanitaire par le district de sante.

• L'eau est potable est indisponible, la quantité disponible est insuffisante et le(s) point(s) d'eau est sur place sont asséchés.

• Le nombre de latrines fonctionnelles est insuffisant (3)

Capacité de réponse en dehors de la structure de santé

• La formation sanitaire Cebec Lobethal est capable de renforcer la prise en charge des cas de choléra.

• Les autres sites utilisables et les installations actuelles sont insuffisants ou inadaptés.

• Les autorités locales n'ont pas officiellement déclaré l'épidémie de choléra.

Actions menées

- Rencontre des autorités administratives (Sous-préfet de l'arrondissement de Mouanko)
- Investigations sur site dans l'ile de Mouanko en cours
- Briefing des cadres de l'aire de sante de Mouanko à la prise en charge de l'épidémie de choléra ;
- Briefing du personnel sur l'identification et la notification des cas suspects de choléra, de même que les procédures d'échantillonnage
- IEC/Communication pour le changement de comportement

- Approvisionnement de la formation sanitaire CMA Mouanko intrants pour la prise en charge des cas suspects de choléra et la prévention de la transmission
- Désinfection des surfaces (WASH)
- Approvisionnement en cary blair et TDR

Discussion

Une épidémie de choléra est probable vu le nombre de cas correspondant à la définition de cas et la vitesse de transmission de la maladie de même que le degré de sévérité.

Il n'existe pas d'Antécédent d'épidémie avec taux d'attaque élevé ou taux de létalité élevé ou épidémie très étendue. Il n'y a eu aucune épidémie de choléra dans les 2-3 années précédant celle-ci. Tous les cas suspects sont survenus dans une population mobile (Déplacés). Les conditions climatiques actuelles peuvent être à l'origine des cas suspects de cholera car manque d'eau en saison sèche. La perturbation du système d'eau et d'assainissement, difficulté d'accès aux soins, manque de personnel pour faire face à l'épidémie probable accroissent le niveau de risque d'épidémie sévère. En plus de la promiscuité et les facteurs suscités on devrait s'attendre à un nombre élevé de cas suspects durant les prochaines heures.

Les quantités de médicaments, matériel médical, les ressources humaines et logistique nécessaires (tentes, lits, matériel pour eau et l'assainissement, etc.) étaient suffisants pour répondre aux besoins, cependant en raison du nombre de cas attendus, le stock des intrants devrait être considérablement augmentée pour appuyer la formation sanitaire et prévenir une potentielle rupture, de même que les ressources humaines.

Plusieurs limites doivent être considérées dans l'interprétation des résultats. L'absence de confirmation biologique par isolement de *Vibrio cholerae* O1 ou

O139, due à la rupture des tests de diagnostic rapide et à l'absence de prélèvements systématiques pour coproculture, empêche une confirmation définitive de l'étiologie. L'investigation n'a pas permis de documenter de manière exhaustive les sources d'exposition communes, notamment l'analyse des points d'eau et des aliments consommés. La recherche active de cas est restée limitée aux patients se présentant spontanément dans les structures de santé, sans investigation communautaire élargie. Enfin, le contexte de population mobile (déplacés, migrants) pourrait avoir influencé la dynamique de transmission et compliqué le suivi des cas contacts.

Malgré ces limites, cette investigation révèle plusieurs vulnérabilités structurelles préoccupantes telles que l'insuffisance des ressources humaines sanitaires, lacunes dans l'approvisionnement en eau potable, nombre insuffisant de latrines fonctionnelles, et faible niveau d'hygiène dans la communauté. La survenue de ces cas dans une zone déjà déclarée en épidémie depuis 2021 souligne l'importance de renforcer les systèmes d'alerte précoce, d'améliorer la préparation aux urgences sanitaires et de mettre en œuvre des interventions multisectorielles combinant vaccination, mesures WASH (Eau, Assainissement, Hygiène) et surveillance renforcée.

Conclusion

Cette investigation a permis de documenter un épisode de cas groupés de choléra dans l'aire de santé insulaire de Mouanko, survenu dans un contexte épidémique national actif. Bien que la confirmation biologique fasse défaut, la présentation clinique typique, la sévérité des symptômes et le schéma de transmission rapide entre personnes contacts sont hautement évocateurs d'une épidémie de choléra. Cette flambée met en lumière la vulnérabilité particulière des populations des zones insulaires, confrontées à un accès limité à l'eau potable, à des difficultés d'évacuation sanitaire et à un isolement géographique entravant la réponse sanitaire.

La gestion de cette alerte a permis la mise en œuvre rapide de mesures de contrôle, incluant la prise en charge médicale, la prophylaxie des contacts, la désinfection et la sensibilisation communautaire. Cependant, la récurrence des épidémies de choléra dans la région exige une approche plus structurelle et durable. Le renforcement des systèmes de surveillance, l'amélioration des infrastructures d'eau et d'assainissement, la vaccination ciblée des populations à risque et le développement de capacités locales de réponse restent des impératifs pour atteindre l'objectif d'élimination du choléra dans le district d'Édéa. La mobilisation multisectorielle et l'engagement des autorités locales sont essentiels pour transformer ces recommandations en actions concrètes et durables.

Recommandations

- Renforcer le système de surveillance/alerte précoce des maladies diarrhéiques et établir un plan de préparation au choléra
- Détecter, Enregistrer et Notifier tous les cas suspects de cholera
- Etablir un circuit pour tous les cas suspects de cholera dans la formation sanitaire
- Constituer un comité de crise
- Faire un plaidoyer auprès de la mairie pour aménager un espace adéquat
- Redéployer un personnel pour la prise en charge des cas
- Plaidoyer en continue auprès des autorités administratives et locales pour la sensibilisation
- Intégrer l'aire de sante de Mouanko dans les campagnes de vaccination contre le cholera
- Limiter les déplacements dans zones suspectes
- Chimio prophylaxie des sujets contacts
- Procéder à l'assainissement général
- Faire l'IEC pour la sensibilisation et changement de comportement aux malades, garde malades et population
- Contenir les déjections des malades ; ne pas les éparpiller dans la formation sanitaire

CHAPITRE 4 : LA ROUGEOLE - ÉPIDEMIES REPETEES (2022-2025)

RAPPORT D'INVESTIGATION DE L'EPIDEMIE DE ROUGEOLE DANS L'AIRE DE SANTE DE MALIMBA, DISTRICT DE SANTE D'EDEA, RÉGION LITTORAL, CAMEROUN 2025

Date : 22 Février 2025

A : GROUPE TECHNIQUE REGIONAL LITTORAL - PROGRAMME ELARGI DE VACCINATION

De : Alex Stéphane NDJIP NDJOCK, Steve Roland SOUGA, Electha EKOW, Michaela Josée MELI, Prince Théo DJOMO, Louis NGUEMALEU

Object : INVESTIGATION DE L'EPIDEMIE DE ROUGEOLE DANS L'AIRE DE SANTE DE MALIMBA, DISTRICT DE SANTE D'EDEA, RÉGION LITTORAL, CAMEROUN

Lieu : AIRE DE SANTE DE MALIMBA, DISTRICT DE SANTE EDEA, RÉGION LITTORAL

Date de départ : 19 Février 2025

Date de retour : 20 Février 2025

Résumé

De la semaine épidémiologique (SE) 1 à 6, quatre (04) cas suspects de rougeoles ont été notifiés dans le District de santé (DS) d'EDEA. Tous ces cas ont fait l'objet d'une investigation dans l'Aire de Santé (AS) de MALIMBA plus précisément dans la communauté EKITE MALIMBA FARM. C'est au cours du mois de février que tous ces cas ont été notifiés, soit 100% du total de cas notifiés au cours de la 6ème semaine. Sur les 04 échantillons prélevés, 03 se sont révélés IgM positifs ce qui a permis de déclarer le district de santé d'EDEA en épidémie de rougeole.

C'est sur cette base que pour avoir une meilleure compréhension de cette épidémie de rougeole, une mission conjointe Délégation Régionale de la Santé Publique du Littoral, du district santé d'EDEA et du sous bureau OMS est descendue sur le terrain pour conduire une investigation. Cette dernière a été conduite du 19 au 20 Février 2025.

À la SE 6 le DS de santé d'EDEA a été déclaré en épidémie de rougeole après confirmation de 03 cas IgM positifs au cours des SE 05. La plupart des cas détectés était issue de la communauté EKITE MALIMBA FARM.

Il convient de rappeler que le premier cas ayant présenté les symptômes de rougeole était un enfant de sexe féminin, âgé de 9 ans ayant été consulté au centre de santé intégré d'EKITE MALIMBA FARM le 09 janvier 2025 (semaine épidémiologique 2), les deux autres cas toujours de sexe féminin, étaient âgés de 10 ans et de 14 ans ; et le dernier cas positif avait été consulté à L'Hôpital de district d'Edéa. Les autres cas ayant présentés des signes et symptômes obéissant à la définition des cas ont été vus en consultation au cours des SE 1 à 7. Au total 14 cas ont été notifiés dans le district d'Edéa.

Les résultats montrent que la rougeole a un caractère diversifié et continue de se propager à travers la communauté. Pour atteindre l'élimination escomptée il est nécessaire de renforcer la sensibilisation et la surveillance communautaire tout en multipliant les stratégies de vaccination de routine et les activités de vaccination supplémentaire.

Mots clés : Investigation, Rougeole, Épidémie, District de Santé d'Édéa, Aire de Santé de Malimba

Introduction

La rougeole est une maladie humaine aiguë hautement infectieuse causée par un virus de la famille des Paramyxovirus, genre Morbillivirus. Elle reste l'une des principales causes de décès chez les enfants dans le monde [1-2]. Il est principalement transmis par des gouttelettes respiratoires ou des pulvérisations aéroportées vers les muqueuses des voies respiratoires supérieures ou de la conjonctive [3]. Elle peut être transmise par une personne infectée de 4 jours avant l'apparition de l'éruption cutanée à 4 jours après l'éruption cutanée et peut être évitée par la vaccination [4]. La période d'incubation entre l'exposition et l'apparition de la fièvre est d'environ 10 à 12 jours et entre l'exposition et l'apparition de l'éruption cutanée est de 7 à 18 jours [3].

Dans le monde entier, ce virus touche plus de 30 millions d'enfants et provoque près de 777 000 décès chaque année, plus de la moitié sont produits en Afrique [5].

Depuis les quatre dernières années, le Cameroun fait face à une recrudescence des épidémies de poliomyélite, rougeole, fièvre jaune et des cas de tétanos néonatal dans différents districts du pays, détectées grâce à la surveillance épidémiologique.

La rougeole est une maladie virale hautement contagieuse sous surveillance au Cameroun [6]. La surveillance par cas de rougeole a été intégrée au système de surveillance de la paralysie flasque aiguë afin de suivre les progrès de la lutte contre la rougeole [7]. Le Cameroun connaît constamment des épidémies sporadiques de rougeole, dont la plus dévastatrice a été l'épidémie de 2012 qui s'est rapidement propagée à travers le pays pour infecter plus de 14 000 personnes, comme le signale le système intégré de surveillance des maladies [8]. Les trois régions du nord (Extrême-Nord, Nord et Adamaoua) connaissent chaque année d'importantes épidémies ; les sept régions du sud connaissent historiquement des épidémies majeures tous les 3 ans. Récemment, cette tendance a changé : des épidémies annuelles surviennent désormais également dans les régions du sud, malgré une meilleure couverture vaccinale (de 74 % en 2009 à 83 % en 2013) [1].

Le District de Santé d'Edéa est loin de remplir le premier indicateur de l'Objectif millénaire du Développement numéro 4 qui est celui d'accroître la couverture systématique par la première dose de vaccin à valence rougeole (MCV1) pour atteindre un taux ≥90% à l'échelle nationale et ≥80% dans chaque district [9]. Plusieurs cas suspects et cas confirmés de rougeole ont été enregistrés dans ce District de Santé.

En 2024, 28 districts sur 203 (14 %) ont connu une épidémie de rougeole, répartis dans 8 régions, avec un total de 835 cas confirmés. Cette situation est principalement attribuée à une faible couverture vaccinale en Rougeole Rubéole (RR) lors de la vaccination de routine et lors des activités de vaccination supplémentaires. En 2024, les taux de couverture vaccinale pour RR1 et RR2 étaient respectivement de 75,2 % et 32,5 %, des chiffres proches de ceux de 2023, qui étaient de 73,2 % et 34,2 % [9].

Objectifs de l'investigation

Objectif Général

Mettre sur pied des mesures pour contrôler l'épidémie de rougeole survenue dans l'aire de santé de Malimba, district de santé d'Edea, région de littoral afin de réduire la morbidité et la mortalité due à la rougeole.

Objectifs spécifiques

- Rechercher activement tous les cas de rougeole et autres maladies évitables par la vaccination sous surveillance dans les aires de santé concernées
- Faire une description en temps, lieu personne de l'épidémie
- S'assurer de la prise en charge de tous les cas
- Organiser les séances de dialogue avec la communauté sur la vaccination de routine en général et la vaccination contre la rougeole en particulier

- Sensibiliser la communauté sur la rougeole et autres maladies évitables par la vaccination sous surveillance
- Dénombrer les populations cibles non vaccinées dans les différentes aires de santé concernées
- Rattraper 100% des populations cibles non vaccinées dénombrées.

Méthodes

Lieu d'étude

L'investigation a été menée dans l'aire de santé de Malimba appartenant au District de Santé (DS) d'Edéa situé à 65 km de la ville de Douala. Il fait partie du département de la Sanaga Maritime. Un superficie 5615 km carré avec une population 183 534 habitants selon les données de la Cellule des Informations Sanitaire en 2024. Le DS est limité au Nord par le DS Japoma, Nord-est par le DS de Ngambé, Sud par le DS de Kribi, Est par le DS de Pouma et Ouest par l'Océan Atlantique. Il comporte aussi le fleuve Sanaga et la route nationale Numéro 3 Yaoundé-Douala.

Le DS d'Edea est composé d'onze (11) Aires de Santé dont 2 sont insulaires : Mouanko et Dizangue, avec 26 formations sanitaires (FOSA) publiques et 30 privées, faisant un total de 56 FOSA dans l'ensemble du DS.

L'aire de santé de Malimba quant à elle regorge 6 formations sanitaires pour une population de 19 622 habitants.

Type d'étude

Nous avons mené une étude descriptive transversale et rétrospective. La description de l'épidémie a été faite en termes de Temps-Lieu-Personne.

Méthodes et techniques d'échantillonnage

Pour cette étude, un échantillonnage Non probabiliste exhaustif a été réalisé. Tous les cas suspects et confirmés de Rougeole figurant sur les listes linéaires du District de Santé d'Edéa de la SE 01 à SE 07, 2025 ont été sélectionnés. Les listes linéaires des cas utilisées ont été établies lors des investigations et sur la base des registres de consultation des formations sanitaires et les investigations en communauté.

Aussi, une enquête exhaustive rapide a été menée dans la communauté à l'effet d'apprécier la tendance de la couverture vaccinale à cet instant précis.

Définition des cas

Un cas suspect Toute personne présentant de la fièvre, une éruption généralisée maculopapuleuse (non vésiculaire) et de la toux ou un rhume ou une conjonctivite (yeux rouges), ou toute personne chez laquelle un médecin soupçonne une rougeole [10].

Un Cas confirmé tout cas, confirmé en laboratoire (sérologie positive des IgM) ou ayant un lien épidémiologique avec des cas confirmés ou une flambée épidémique [10].

Résultats

Activités menées :

- Appel des cas positifs pour la localisation ;
- Séance de travail avec toute l'équipe du DS d'Edea chargée de l'enquête (revue de la méthodologie du travail, reprographie des outils, constitution des équipes de descente), entretien avec les populations autour des cas,
- Consultation des registres dans toutes les FOSA des différentes AS ;
- Interview des Points focaux surveillance et cliniciens des Fosa visitées ;
- Recherche active des nouveaux cas dans les ménages des communautés autour des cas positifs ;
- Exploitation du registre de transmission des échantillons du DS d'Edea ;
- Communication des risques et engagement communautaire

Analyse temps

On note une évolution des cas en dents de scie mais le pic est observé à la SE 07. Aucun cas enregistré aux SE 01, 02 et 05 **(Figure 1)**.

Analyse lieu et personne

Le sexe féminin était le plus représenté parmi les cas soit 57% (8/14). La tranche d'âge la plus touchée était celle âgée de 5 ans à 14 ans (12/14). L'Aire de Santé de Malimba (10/14) a enregistré le plus grand nombre de cas résidants dans le DS d'Edéa. Concernant les données vaccinales, 78% (11/14) des cas étaient vaccinés et seul 36% (4/11) des cas vaccinés avaient reçu les 2 doses du vaccin contre la rougeole et la rubéole **(Tableau 2)**.

Enquête rapide menée dans la communauté

Au total 267 personnes ont été enquêtées dans la communauté. Le sexe masculin était le plus représenté parmi les cas soit 54% (145/267). La tranche d'âge la plus touchée était celle âgée de 15 ans et plus soit 47% (128/267). Concernant les données vaccinales, 24% (65/267) des cas étaient vaccinés et seul 31% (20/65) des cas vaccinés avaient reçu les 2 doses du vaccin contre la rougeole et la rubéole. Plus de la moitié (183/267) des enquêtés ne connaissaient pas leur statut vaccinal concernant le RR **(Tableau 2)**.

Discussion

Ce rapport a permis de décrire les cas de rougeole en termes de temps lieu et personne et de ressortir les activités menées lors de cette investigation. Les données issues des listes linéaires collectées entre la SE 1 et la SE 7 montrent que la circulation du virus de la rougeole se poursuit au District de Santé d'Edea consécutivement à la flambée épidémique, avec 14 cas déclarés sur cette période pour 15% (3/14) de cas confirmés biologiquement.

Plusieurs études ont recensé un nombre assez important de cas suspects de rougeole notamment au Canada (2019) [11] et au Nigeria (2021) [12]. Cette différence est due à l'étendue de la période de collecte des données et certainement à la taille des échantillons supérieure à la nôtre.

Aussi, aucun décès n'a été observé durant toutes ces semaines épidémiologiques dans notre investigation grâce à la promptitude dans la notification et la déclaration obligatoire des cas suspects dues à l'efficacité du système de surveillance du District de Santé d'Edéa entrainant la prise en charge immédiate des cas ; il en est de même qu'au District de santé de Nylon toujours dans la région du Littoral Cameroun où la mortalité était nulle [4]. En outre, la rougeole reste une cause de décès importante chez les jeunes enfants à travers le monde [13].

Le pic des cas était observé à la semaine épidémiologique 7 avec 71% (10/14), une période correspondant à la saison sèche au Cameroun. Ce résultat concorde avec des études menées au Cameroun [4] avec un pic la 10ème semaine et au Mali [14] où la majorité des cas confirmés de rougeole (77,12%) avait été enregistrée pendant la saison sèche et ces dernières se tassaient dès l'apparition des premières pluies.

Dans notre étude, le sexe féminin était plus représenté (57,14%) avec un sex ratio F/H de 1,33. Ce résultat est contraire aux études réalisées au Cameroun [15] et au Mali [16] ; qui retrouvaient une prédominance du genre masculin de respectivement ; mais similaire au résultat d'études réalisées en RDC [17] et en RCA [18] qui avaient une prédominance du sexe féminin respectivement à 65,5 % et 58%.

Tout ceci montre que, la transmission de la rougeole est indépendante du sexe. La maladie affectant tous les sexes. Dans un monde ou les déplacements sont réguliers, il convient de maintenir un indice de suspicion de rougeole lorsqu'une personne présente une maladie cliniquement compatible, afin de pouvoir mettre en œuvre des mesures de contrôle immédiates et de procéder à des tests de diagnostic si nécessaire [19].

Au Cameroun, les couvertures vaccinales sont restées faibles pendant des décades. Dans une étude menée à Yaoundé-Cameroun (2018), 8,1% n'étaient pas du tout vaccinés et 28,6% n'ont pas reçu leur première dose de vaccin anti rougeoleux [15].

Conformément à d'autres études menées au Burkina Faso, en Italie et au Pakistan, la majorité des infections par la rougeole (96,9 %) et la rubéole (77,9 %) concernaient des patients non vaccinés (ou ceux dont le statut vaccinal était inconnu) [20].

L'efficacité du vaccin contre la rougeole dans la réduction du nombre de cas de rougeole a été démontrée que ce soit dans les situations de routine ou dans les campagnes de masse en réponse à une épidémie ou lors d'activités de vaccination supplémentaires [21, 22]. Pour que cela se produise, il faut maintenir un taux de couverture vaccinale élevé contre la rougeole afin que les individus sensibles ne dépassent pas un niveau seuil pour que des épidémies majeures surviennent [23].

Deux doses de vaccin contre la rougeole est la méthode la plus efficace pour prévenir la maladie, et l'élimination ne peut être atteinte et maintenue qu'avec une couverture vaccinale élevée. Une couverture vaccinale à deux doses de >95 % est recommandée pour obtenir une immunité collective contre la rougeole [24, 25]. Une dose de vaccin couvre insuffisamment (taux d'échec primaire de 5 à 10%). La couverture vaccinale serait également plus efficace dans le temps [25].

Conclusion

L'investigation menée du 19 au 20 février 2025 dans l'aire de santé de Malimba au district de santé d'Édéa, a confirmé la circulation active du virus de la rougeole, avec 14 cas suspects notifiés entre les semaines épidémiologiques 1 et 7, dont trois cas biologiquement confirmés. La majorité des cas provenaient de la communauté EKITE MALIMBA FARM, touchant principalement les enfants de 5 à 14 ans et légèrement plus les filles. Bien qu'une proportion importante des cas déclarés ait reçu au moins une dose de vaccin contre la rougeole, seulement un tiers d'entre eux avaient bénéficié des deux doses recommandées, reflétant une immunisation insuffisante pour assurer une protection optimale.

Les faibles couvertures vaccinales, tant en routine que lors des campagnes de rattrapage, associées à une méconnaissance du statut vaccinal par une large part de la communauté, pourraient constituer les principaux facteurs ayant favorisé la survenue de cette épidémie. L'absence de décès est à attribuer à la détection précoce et à la prise en charge efficace des cas, témoignant de la performance du système de surveillance du district.

Pour contenir la propagation du virus et prévenir de futures flambées, il est impératif de renforcer la vaccination de routine et de mettre en œuvre des stratégies ciblées de vaccination supplémentaire, accompagnées d'une communication engageante en direction des communautés. Le renforcement de la surveillance intégrée, la désignation de points focaux dans toutes les formations sanitaires et l'amélioration de la logistique pour l'acheminement des échantillons sont également essentiels pour une réponse rapide et coordonnée. Cette investigation souligne l'impérieuse nécessité de maintenir une vigilance épidémiologique accrue et de poursuivre les efforts pour atteindre les cibles de couverture vaccinale fixées par le Programme Elargi de Vaccination.

Références

1- Ndombo PK, Ndze VN, Mbarga FD, Anderson R, Acho A, Ebua Chia J, et al. Molecular characterisation of measles virus strains among refugees from Central African Republic in Cameroon in 2014. Epidemiol Infect. 2018;145(3):319 23.

2- Ching PK, Zapanta MJ, Reyes VC de los, Tayag E, Magpantay R. Investigation of a measles outbreak in Cordillera, Northern Philippines, 2013. Western Pacific Surveillance and Response. 2016;7(3).

3- Girmay A, & Dadi AF Being unvaccinated and having a contact history increased the risk of measles infection during an outbreak: a finding from measles outbreak investigation in rural district of Ethiopia. BMC infectious diseases. 2019(1), 1–6.

4- Sume GE, Fouda AAB, Kobela M, Nguelé S, Emah I, Atem P, et al. Epidemiology and clinical characteristics of the Measles outbreak in the Nylon Health District, Douala Cameroon: a retrospective descriptive cross sectional study. Pan Afr Med J. 2012;13:66.

5- Mangoua HG, Amani RY, Wilnique P, Otshudijenka JB, Tiembre I, Benie VJ. 313 -evaluation of the measles epidemiological surveillance system, indénié-djuablin health region, côte d'ivoire, january-september 2021. Journal of epidemiology and public health. 2022 aug 1 ;70: s170.

6- Dampand MN, Kouatchouang AV, Djikeussi T, Lontsi J, Billong S. Investigation of measles outbreak in Bangue health district: Challenges of control in an urban setting, Cameroon 2019. International Journal of Infectious Diseases. 1 déc 2020;101:313.

7- Nimpa Mengouo M, Ndze VN, Baonga F, Kobela M, Wiysonge CS. Epidemiology of rubella infection in Cameroon: a 7-year experience of measles and rubella case-based surveillance, 2008–2014. BMJ Open. 7 avr 2017;7(4):e012959.

8- Parpia AS, Skrip LA, Nsoesie EO, Ngwa MC, Abah Abah AS, Galvani AP, et al. Spatio-temporal dynamics of measles outbreaks in Cameroon. Ann Epidemiol. févr 2020;42:64-72.e3.

9- World Health Organization = Organisation mondiale de la Santé. (2017). Progress towards measles elimination – African Region, 2013–2016 – Progrès réalisés en vue d'éliminer la rougeole – Région africaine, 2013-2016. Weekly Epidemiological Record = Relevé épidémiologique hebdomadaire, 92 (18), 229 - 239. World Health Organization = Organisation mondiale de la Santé. https://iris.who.int/handle/10665/255206 consulté le 11 Mai 2025.

10- https://www.ccousp.cm/download/guide-technique-pour-la-surveillance-integree-de-la-maladie-et-la-riposte-au-cameroun-fr/ consulté le 01 Septembre 2025.

11- Agence de la santé publique du Canada (ASPC). Surveillance de la rougeole au Canada : 2017. 2019.

12- Shenge J, Odaibo G, Olaleye DO. Outbreak of Measles in vaccinated population in Southeastern Nigeria. African Journal of Clinical and Experimental Microbiology. 2 juill 2021;22:336 43.

13- World Health Organization. Rougeole. https://www.who.int/fr/health-topics/measles Consulté le 11 Mai 2025.

14- Sy Ehia, Barry D, Traore B, Boly A, Kone B, Dembele A, et al. Profil épidémiologique de la rougeole au Mali de 2009 à 2018. Journal of interventional epidemiology and public health. 2021; suppl ;4(8).

15- Nguefack, F., Ngwanou, D.H., Chlabi, A., Mah, E., Wafeu, G., Mengnjo, M., et al. (2018) Déterminants et raisons de non vaccination complète des enfants hospitalisés dans deux hôpitaux de référence pédiatrique à Yaoundé. Health Sciences & Disease, 19, 81-88.

16- Diarra M. Facteurs associés à la survenue d'une épidémie de rougeole : Cas du district de Bamako en 2014. Mali Santé Publique. 24 juill 2020;10:34 41.

17- Munene, M. M., Anaclet, K. I., Isaac, K. M., et Onasaka, L. S. Facteurs associés à l'émergence de l'épidémie de la rougeole dans la zone de sante d'Oicha. International Journal of Progressive Sciences and Technologies. 23 juin 2023 ;39(1) :210 7.

18- Tekpa,G. and Diemer,H. S. C. and Longo,J. D. D. and Pamatika,C. M. and Dalengat-Vogbia,Z. and Koffi,B., 20193397842, French, Journal article, France, 0047-6404, 66, (7), La Seyne sur Mer, Médecine d'Afrique Noire, (387–392), API DPM, Measles epidemic in post-conflict period in rural Central African Republic., (2019)

19- Zucker JR, Rosen JB, Iwamoto M, Arciuolo RJ, Langdon-Embry M, Vora NM, et al. Consequences of Undervaccination - Measles Outbreak, New York City, 2018-2019. N Engl J Med. 12 mars 2020;382(11):1009 17.

20- Jallow MM, Sadio BD, Mendy MP, Sy S, Fall A, Kiori D, et al. Measles and Rubella Incidence and Molecular Epidemiology in Senegal: Temporal and Regional Trends during Twelve Years of National Surveillance, 2010-2021. Viruses. 17 oct 2022;14(10):2273.

21- Luquero FJ, Pham-Orsetti H, Cummings D a. T, Ngaunji PE, Nimpa M, Fermon F, et al. A long-lasting measles epidemic in Maroua, Cameroon 2008-2009: mass vaccination as response to the epidemic. J Infect Dis. juill 2011;204 Suppl 1(Suppl 1):S243-251.

22- Goodson JL, Masresha BG, Wannemuehler K, Uzicanin A, Cochi S. Changing epidemiology of measles in Africa. J Infect Dis. juill 2011;204 Suppl 1:S205-214.

23- Wallinga J, Heijne JCM, Kretzschmar M. A measles epidemic threshold in a highly vaccinated population. PLoS Med. nov 2005;2(11):e316.

24- Thomas S, Hiebert J, Gubbay JB, Gournis E, Sharron J, Severini A, et al. Measles outbreak with unique virus genotyping, Ontario, Canada, 2015. Emerging infectious diseases. 2017;23(7):1063.

25- Faneye AO, Adeniji JA, Olusola BA, Motayo BO, Akintunde GB. Measles Virus Infection Among Vaccinated and Unvaccinated Children in Nigeria. Viral Immunol. 1 juill 2015;28(6):304-8.

Recommandations, actions

- Désigner les Points Focaux Surveillance dans toutes les formations sanitaires
- Faire la revue hebdomadaire systématique des registres de consultation externe dans toutes les formations sanitaires pour la recherche active des cas de maladies évitables par la vaccination
- Organiser la réception des échantillons au poste de réception des échantillons biologique de la région du Littoral tous les jours
- Organiser une Campagne de Vaccination Ciblée de rattrapage en urgence dans l'aire de santé de Malimba, en ciblant tous les enfants n'ayant pas reçu 2 doses de RR.

- Renforcer la Communication des Risques et l'Engagement Communautaire (CREC) pour expliquer l'importance cruciale de la deuxième dose et travailler à restaurer la confiance.
- Améliorer le système de suivi vaccinal (carnets, registres) pour que les familles et les agents de santé sachent qui est vacciné et qui ne l'est pas.

Tableaux et Figures

Tableaux

Tableau 5 : Distribution des cas suspects de rougeole en fonction des caractéristiques sociodémographiques et immunologiques

Variables	Catégories	Effectif (n)	Pourcentage (%)
Sexe	Féminin	8	57,14%
	Masculin	6	42,85%
Tranche d'âge (ans)	<5	1	7,14%
	5-14	12	85,71
	≥15	1	7,14%
Aires de santé	Beon	0	0,0%
	Dehane	1	7,1%
	Delangue	0	0,0%
	Dizangue	1	7,1%

	Elog Bele	1	7,1%
	Logbajeck	0	0,0%
	Makondo	0	0,0%
	Malimba	10	71,4%
	Mouanko	0	0,0%
	Ngonga	0	0,0%
	Plateau Administratif	1	7,1%
Vaccination	Vaccinés	11	78,6%
	1 dose	7	63,63%
	2 doses	4	36,36%
	Non vaccinés	3	21,4%

Tableau 2 : Resultats de l'Enquête rapide menée dans la communauté

Variables	Catégories	Effectif (n)	Pourcentage (%)
Sexe	Féminin	122	46%
	Masculin	145	54%
Tranche d'âge (ans)	<5	75	28%
	5-14	64	24%
	≥15	128	48%
Vaccination contre la Rougeole et la Rubéole	Vaccinés	65	24%
	1 dose	45	69%
	2 doses	20	31%
	Non vaccinés	19	7%
	Inconnus	183	69%

Figure

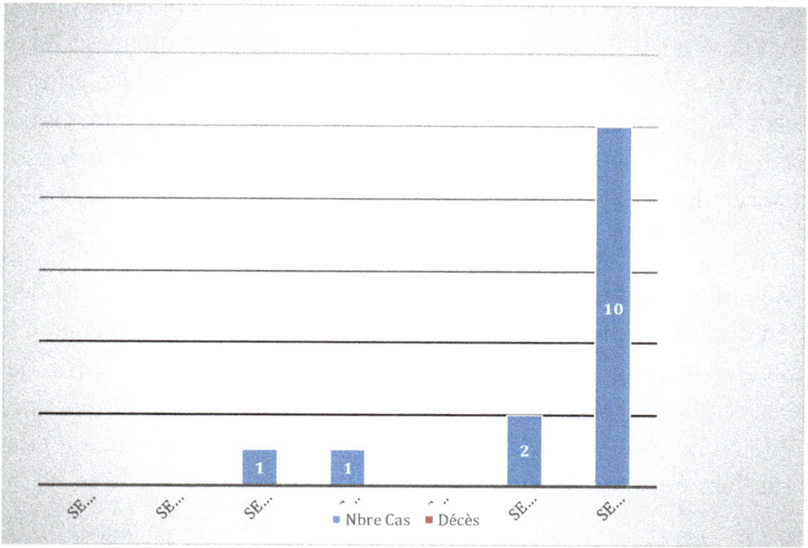

Figure 6: Courbe épidémique des cas de rougeole notifiés par le DS EDEA de la SE 01 à SE 07, 2025

INVESTIGATION D'UNE EPIDEMIE DE ROUGEOLE DURANT LA PANDEMIE COVID-19 AU DISTRICT DE SANTÉ D'EDEA, LITTORAL, CAMEROUN 2022

Résumé

Introduction Le risque de flambées épidémiques importantes s'est accentué à mesure que les collectivités ont relâché la mise en œuvre des règles de distanciation physique et d'autres mesures de prévention du COVID-19 imposées au plus fort de la pandémie. La rougeole est l'une des maladies les plus contagieuses qui soit. Elle est dix fois plus contagieuse que le COVID-19, et se répand comme une traînée de poudre. Dans un contexte où les taux de couverture vaccinale sont faibles, après l'atteinte du seuil épidémiologique dans le district de santé d'Edea, plusieurs investigations ont été menées afin de décrire l'évènement en termes de temps, lieux et personnes et de mettre en place les mesures de contrôle. Le présent article a pour objectif de faire état de l'activité rougeoleuse observée au district de santé d'Edea dans le but de renforcer la surveillance de la maladie.

Méthodes Une analyse descriptive transversale du nombre de cas de rougeole sur une période allant de février à juillet 2022 dans le district de santé d'Edea, dans la région du Littoral, selon le groupe d'âge, le sexe, le statut vaccinal, la symptomatologie, le temps et la provenance, a été effectuée à partir des données de surveillance optimisées sur la rougeole provenant d'une liste linéaire, et une recherche active des cas dans les registres de consultation des formations sanitaires et dans la communauté.

Résultats Au total 93 cas de rougeole ont été recensés dans le district dont aucun décès. 60,2% (56/93) de ces cas provenaient de l'aire de santé de Beon. Des 20 cas prélevés et envoyés au laboratoire de référence, 4 étaient confirmés. La tranche d'âge la plus touchée était celle des moins de 5 ans avec 50 enfants (53,8%). L'âge médian était de 5 ans avec un sex ratio H/F de 1,16. Parmi les cas suspects, 100% avaient la fièvre et l'éruption cutanée généralisée et la toux ; 89,2% (83/93) n'avaient reçu aucune dose de vaccin contre la rougeole. Seuls 3/93 enfants (3,2%) étaient complètement vaccinés contre la rougeole.

Conclusion L'épidémie de rougeole a été confirmée au District de santé d'Edéa. Afin d'endiguer de prochaines épidémies et tendre vers l'élimination de la maladie, il semble primordial de renforcer la prise en charge vaccinale des patients, l'objectif étant que plus de 95% de population ait une couverture vaccinale supérieure à 95%.

Mots clés : Investigation, épidémie, rougeole, Edea.

Introduction

La rougeole est une infection virale extrêmement contagieuse provoquée par un virus du genre *Morbillivirus*, de la famille des *paramyxovirus* et l'une des plus grandes causes de morbidité et mortalité dans le monde. C'est aussi l'une des maladies les plus contagieuses qui soit. La rougeole est dix fois plus contagieuse que le Covid-19, et se répand comme une traînée de poudre. La période d'incubation de la rougeole varie entre 7 et 18 jours et les malades peuvent transmettre le virus pendant les 4 jours qui précèdent l'apparition de l'éruption et les 4 jours qui suivent [1-6].

La rougeole constitue un problème majeur de santé publique. Dans le monde, elle touche plus de 30 millions d'enfants et provoque près de 777 000 décès chaque année, dont plus de la moitié surviennent en Afrique [7].

En 2020, un total de 43 950 cas confirmés de rougeole a été signalé par le système de surveillance basé sur les cas dans toute la région Africaine. Le niveau d'incidence régional était de 38,4 cas par million d'habitants, seuls 12 pays ayant un niveau d'incidence inférieur à 1 par million d'habitants [8].

Quelques 17 338 cas de rougeole ont été recensés dans le monde en janvier et février 2022, contre 9 665 au cours des deux premiers mois de l'année 2021. Alors que le nombre de cas de rougeole recensés à travers le monde a augmenté de 79 % au cours des deux premiers mois de l'année 2022 par rapport à la même période en 2021, l'organisation mondiale de la santé (OMS) prévient que les conditions actuelles sont propices à l'apparition de graves flambées épidémiques de maladies à prévention vaccinale. Au 1er avril 2022, on déplorait toujours le report, en raison de la pandémie, de 57 campagnes contre des maladies à prévention vaccinale prévues dans 43 pays, au détriment de 203 millions de personnes, principalement des enfants. Parmi ces campagnes, 19 visent plus particulièrement la rougeole, une situation qui expose 73 millions d'enfants au risque de contracter cette maladie [2].

L'augmentation préoccupante des cas de rougeole en janvier et février 2022 indique un risque accru de propagation des maladies à prévention vaccinale et pourrait engendrer d'importantes flambées épidémiques, en particulier de rougeole. Des millions d'enfants pourraient ainsi être touchés en 2022. Les perturbations liées à la pandémie, l'aggravation des inégalités en matière d'accès aux vaccins et la réaffectation des ressources destinées à la vaccination de routine empêchent un trop grand nombre d'enfants de recevoir une protection contre la rougeole et d'autres maladies à prévention vaccinale [3]. Elle reste une maladie courante dans de nombreux pays en développement, en particulier dans certaines régions d'Afrique et d'Asie. Plus de 140 000 personnes sont décédées des suites de la rougeole en 2018. La très grande majorité (plus de 95 %) de ces décès a lieu dans des pays à faible revenu par habitant et disposant d'infrastructures sanitaires fragiles [1].

Le 2 février, un enfant de 6 mois de l'aire de santé de Beon a été reçu en consultation pour des signes de fièvre, éruption cutanée, toux, rhume ayant débutés le 27 janvier 2022. Quelques jours plus tard précisément le 7, 15 et 16 février 2022, 4 autres cas suspects provenant de la même aire de santé ont été reçus en consultation. Suite à cette alerte, une investigation menée par le District le 18 février 2022 a permis de détecter 11 nouveaux cas. Après l'atteinte du seuil épidémiologique, une équipe du district appuyée par l'OMS et la délégation régionale de la santé du littoral a mené une investigation approfondie dans pour confirmer l'Epidémie.

Aucune étude n'a à ce jour été réalisée sur l'investigation de la rougeole dans le district sanitaire d'Edea. Cette étude a pour objectif de faire état de l'activité rougeoleuse observée au district de santé d'Edea dans le but de renforcer la surveillance de la maladie.

Méthodes

Nous avons mené une étude descriptive transversale sur une période allant de Février à Juillet 2022 dans le district de santé d'Edea, dans la région du Littoral. Une liste linéaire a été établie, et une recherche active des cas dans les registres de consultation des formations sanitaires et dans la communauté a été effectuée. Selon le guide technique pour la surveillance intégrée de la maladie et la riposte au Cameroun, Un cas suspect était toute personne présentant de la fièvre supérieure ou égale à 38°C et une éruption cutanée généralisée maculopapulaire (non vésiculaire) et de la toux ou un rhume ou une conjonctivite (yeux rouges) ou toute personne chez laquelle le clinicien soupçonne une rougeole. Un cas confirmé était défini comme tout cas suspect confirmé par le laboratoire (sérologie positive à l'immunoglobuline M) ou ayant un lien épidémiologique avec des cas confirmés, ou une flambée épidémique. La définition des cas communautaires quant à elle est toute personne résidant dans le district de santé d'Edea et présentant des boutons et un corps chaud au toucher avec soit des yeux rouges, le nez qui coule ou qui a de la toux. Les variables étudiées sont l'âge, le sexe, le statut vaccinal, le lieu et la symptomatologie analysés avec Microsoft Excel 2016.

Résultats

Répartition et classification des cas

De février à juillet 2022 dans le district de santé d'Edea, un total de 93 cas de rougeole ont été déclarés. Ces 93 cas se répartissaient en, 4 cas confirmés biologiquement, 20 cas confirmés épidémiologiquement et 69 cas cliniques sur une période de 28 semaines en 2022

Le nombre maximum de nouveaux cas observés en une semaine était de 25% des cas (24/93). Il s'agissait de cas survenus au plus fort d'une importante éclosion dans l'aire de santé de Beon. Aussi, aucun décès n'a été observé durant toutes ces semaines épidémiologiques. (Figure 1).

Répartition géographique des cas

Des cas de rougeole ont été déclarés dans 9 aires de santé. La plupart des cas provenaient de l'aire de santé de Beon soit 59.6% (56/93). De plus, les aires de santé de Dizangue et de Mouanko faisaient partie des aires les plus touchées avec respectivement 11.7% (11/93) et 6.4% (6/93). Seules les aires de santé de Ngonga et Makondo n'avaient notifiées aucun cas (2/11). (Figure 2)

Distribution des cas par sexe

Le sexe féminin est plus représenté (54%) que le sexe masculin (46%) avec un sex ratio H/F de 1,16. (Figure 3).

Répartition des cas selon l'âge

Tous les cas sont compris entre 0 et 14 ans. La tranche d'age la plus touchee est celle de moins de 5 ans avec 53.7% (50/93) suivie de celle de [5-14[ans avec 46.2% (43/93). (Figure 4)

Statut vaccinal des cas

La plupart des cas n'avaient reçu aucune dose de vaccin soit 89% (83/93). Aussi, 6% (5/93) des cas ont reçu une seule dose. Par ailleurs, seulement 3% (3/93) ont reçu toutes les doses du vaccin anti rougeoleux. (Figure 5)

Symptomatologie

Tous les cas présentaient l'éruption maculo-papuleuse et la fièvre soit 100% (93/93). De même, 53% (49/93) de ces cas avaient la conjonctivite comme symptôme. La toux et le rhume étaient représentés respectivement à 91% (85/93) et 78% (73/93). (Tableau 1).

Discussion

Notre étude porte sur l'investigation d'une épidémie de rougeole durant la pandémie COVID-19 au district de santé d'Edéa. Notre objectif est de décrire l'évènement en termes de temps, lieux et personnes. Cet objectif a été le même dans plusieurs études menées notamment en France [4, 9, 10] et en République centrafricaine [4]. Tout ceci montre l'ampleur du problème majeur de santé publique que représente la rougeole [7]. En avril 2022, les organisations avaient recensé dans le monde, au cours des 12 derniers mois, 21 flambées épidémiques majeures de rougeole ayant eu des effets perturbateurs, l'Afrique faisant partie des continents les plus touchés [2].

Les données issues des listes linéaires collectées entre janvier 2022 et juillet 2022 montrent que la circulation du virus de la rougeole se poursuit au district de santé d'Edea consécutivement à la flambée épidémique, avec 93 cas déclarés sur cette période soient 4% des cas (4/93) confirmés biologiquement, 21% (20/93) confirmés épidémiologiquement et 74% cas (69/93) cliniques. Nos résultats rejoignent ceux de Shane et *al.* (2014) au Canada dans laquelle 83 cas confirmés de rougeole ont été déclarés 53 (63,9 %) ont été confirmés en laboratoire et 30 (36,1 %) présentaient un lien épidémiologique avec un cas confirmé en laboratoire sur une période de 28 semaines [11].

Ces résultats sont largement inferieurs a ceux obtenus à New York City-Etats-Unis d'Amérique (2020) dans laquelle 649 cas de rougeole ont été confirmés [3]. De même, 5 311 cas ont été déclarés dans une étude menée en France (2019) [5]. Cette différence est due à l'étendue de la période de collecte des données soit le 30 septembre 2018 et le 15 juillet 2019 pour la première et octobre 2011 et septembre 2018 pour la seconde.

Plusieurs autres études ont recensé un nombre assez important de cas suspects de rougeole notamment en France (2014) [12], en Ethiopie (2017) [13], Mali (2018) [14], au Canada (2019) [15] et au Nigeria (2021) [16].

Aussi, aucun décès n'a été observé durant toutes ces semaines épidémiologiques dans notre étude grâce à la promptitude dans la notification et la déclaration obligatoire des cas suspects dues à l'efficacité du système de surveillance du district de santé d'Edea entrainant la prise en charge immédiate des cas. En outre, une étude menée en période post-conflit dans une zone rurale centrafricaine (2019) [4] a ressorti un taux de létalité était de 9,68% (3/31). Les zones de conflits présentant un risque élevé de flambées épidémiques [2]. De plus, une autre étude en France (2019) a permis d'identifier 23 décès liés à un épisode aigu de l'infection [5]. Elle reste une cause de décès importante chez les jeunes enfants à travers le monde [1].

Le nombre maximum de nouveaux cas observés en une semaine était de 25% des cas (24/93). Il s'agissait de cas survenus au plus fort d'une importante éclosion dans l'aire de santé de Beon. La plupart des cas provenaient de cette aire de santé soit 59.6% (56/93). De plus, les aires de santé de Dizangue et de Mouanko faisaient partie des aires les plus touchées avec respectivement 11.7% (11/93) et 6.4% (6/93). Seules les aires de santé de Ngonga et Makondo n'avaient notifiées aucun cas (2/11). Cela pourrait se traduire par un accès insuffisant à l'eau potable et à un déficit criard d'assainissement efficace. Le risque de flambées épidémiques importantes s'est accentué à mesure que les collectivités ont relâché la mise en œuvre des règles de distanciation physique et d'autres mesures de prévention de la COVID-19 imposées au plus fort de la pandémie. Le risque de flambées épidémiques importantes s'est accentué à mesure que les collectivités ont relâché la mise en œuvre des règles de distanciation physique et d'autres mesures de prévention de la COVID-19 imposées au plus fort de la pandémie [2]. Ces aires sont des aires de santé rurales. Etant limitrophes, le risque de flambées épidémiques dues à des importations demeure car même une seule personne atteinte de rougeole peut entraîner une épidémie de grande ampleur [3].

Nos résultats montrent que Le sexe féminin est plus représenté (54%) que le sexe masculin (46%) avec un sexe ratio H/F de 1,16. Ceux-ci corroborent avec ceux de Tekpa et *al.* (2019) ou 58% étaient de sexe féminin. Ces résultats sont contraires avec plusieurs études aux Etats-Unis d'Amérique [3], au Cameroun [17-18], au Canada [15] dans lesquels le sexe masculin représentait respectivement 60,1 %, 55,1% et 53%. Les sex-ratios qui se rapprochaient de notre étude étaient de 1,23 [17], 1,38 [4] et 1,1 [5]. Tout ceci montre que la transmission de la rougeole est indépendante du sexe. La maladie affectant tous les sexes. Dans un monde qui se déplace dans le monde entier, il convient de maintenir un indice de suspicion de rougeole lorsqu'une personne présente une maladie cliniquement compatible, afin de pouvoir mettre en œuvre des mesures de contrôle immédiates et de procéder à des tests de diagnostic si nécessaire [3].

Dans notre étude, les cas étaient compris entre 0 et 14 ans. La tranche d'âge la plus touchée était celle de moins de 5 ans avec 53.7% (50/93) suivie de celle de [5-14[ans avec 46.2% (43/93). L'infection par la rougeole a une incidence très élevée chez les enfants de moins de 2 ans dans les pays en voie de développement [6]. C'est ainsi que dans une étude menée au canada (2014) 43,5% des cas avaient l'âge d'avoir été inscrit en primaire (incluant la maternelle 5 ans) [19]. Dans une autre étude toujours au canada (2014) Les enfants âgés entre 1 et 4 ans et entre 10 et 14 ans comptaient la plus grande proportion de cas (20,5 % pour chaque groupe) [11]. Il est de même qu'en Ethiopie (2017) ou Bien que tous les groupes d'âge avaient été touchés, les enfants de moins de cinq ans étaient les plus touchés que les autres groupes d'âge (48 %) [13]. Dans le même ordre d'idée, En République centrafricaine, les enfants âgés entre 1 et 4 ans représentaient 74,19% des cas et L'âge moyen était de 1,9 ± 1,2 ans [4]. Ces résultats ont aussi été retrouvés en France ou les taux d'incidence les plus élevés étaient observés chez les enfants âgés de moins de 5 ans, et plus particulièrement chez ceux âgés de moins de 1 an [5]. D'autres études menées au Mali (2018) et au Cameroun (2021) avaient les résultats similaires [14-18]. Les enfants en bas âge (< 1 ans) sont les plus à risque pour les complications, suivis des adultes (≥ 20 ans) [19]. On estime que 89 780 personnes, dont une majorité d'enfants de moins de 5 ans, sont mortes de la rougeole en 2016 [20].

Néanmoins, Plusieurs études ont montré que les cas de rougeole étaient recensés chez les populations adultes et les adolescents notamment en Micronésie (2015) ou deux tiers des cas étaient survenus chez des adultes âgés de ≥20 ans [21] ; au Canada (2019) ou l'âge des personnes infectées variait de 2 à 52 ans, et le groupe d'âge le plus touché était celui des 25 à 44 ans (58 %), suivi de celui des 15 à 24 ans (16 %) [15].

Aussi, à New York-Etats-Unis d'Amérique, L'âge médian était de 3 ans (de 1 mois à 70 ans) et 81,2 % des patients étaient âgés de 18 ans [3]. Cette différence pourrait s'expliquer par le fait que l'étude s'étendait dans toute la ville de New York qui a une population de 18,867,000 habitants [22] contrairement au District de santé d'Edea qui a une population de 182 621 habitants [23]. Dans l'étude de D. Antona et *al.* (2013) [24], le groupe des adolescents 10-19 ans était le groupe le plus touché après les nourrissons. Ces adolescents sont 10 ans plus tard devenus les jeunes adultes que nous retrouvons comme 2ème groupe le plus touché, qui ont échappé à la fois à la maladie et à la vaccination, constituant un « réservoir », source actuelle de diffusion de la maladie [25].

La rougeole tue plus d'enfants que toute autre maladie évitable par la vaccination. Avant la propagation de la vaccination, 90 % des enfants ont contracté la rougeole à l'âge de 10 ans. Une vaccination efficace est disponible depuis les années 60, et tous les pays offrent un vaccin contenant une valence rougeole dans leurs programmes de vaccination. Presque tous les enfants non vaccinés sont infectés par la rougeole [6].

Pour Catherine Russell, « En plus d'être une maladie dangereuse et potentiellement mortelle, la rougeole est un signe avant-coureur qui révèle des lacunes dans la couverture vaccinale à l'échelle du globe dont pâtiront les enfants vulnérables » [2]. À la fin de 2019, la Région africaine avait atteint une couverture vaccinale régionale de 69 % avec la première dose de vaccin contenant la rougeole et 33 % de couverture avec la deuxième dose de vaccin contre la rougeole [8].

Selon nos résultats, la plupart des cas n'avaient reçu aucune dose de vaccin soit 89% (83/93). Aussi, 6% (5/93) des cas ont reçu une seule dose. Par ailleurs, seulement 3% (3/93) ont reçu toutes les doses du vaccin anti rougeoleux. Au

Cameroun, les couvertures vaccinales sont restées faibles pendant des décades. Dans une étude menée à Yaoundé-Cameroun (2018), 8,1% n'étaient pas du tout vaccinés et 28,6% n'ont pas reçu leur première dose de vaccin anti rougeoleux [17]. Tous les enfants (100%) n'étaient pas vaccinés contre la rougeole [4] en en période post-conflit dans une zone rurale centrafricaine [4]. En France (2019), 86,7 % n'étaient pas correctement vaccinés (69,1 % n'avaient reçu aucun vaccin, et 17,6 % une seule dose), et 12,9 % avaient reçu deux doses de vaccin [5]. L'étude d'Ogielska (2012) a révélé que 16% des patients avaient reçu au moins une dose de vaccin antirougeuleux, et 46 % des cas n'avaient reçu aucune dose de vaccin [26]. Pour Zucker et *al. (2020),* 85,8 % des patients dont l'historique de vaccination était connu n'étaient pas vaccinés. Au Canada (2014) 13,3 % bénéficiaient d'un état vaccinal conforme au calendrier de vaccination [11].

En France, depuis le 1er janvier 2018, malgré que les parents ont l'obligation de vacciner leurs enfants contre la diphtérie, le tétanos, la poliomyélite, les infections à *Haemophilus influenzae* de type b, la coqueluche, l'hépatite B, la rougeole, les oreillons, la rubéole, le méningocoque C et les infections à pneumocoques ; les couvertures vaccinales sont insuffisanté s (moins de 80 % pour la vaccination contre la rougeole 2 doses) [27]. Aux Pays-Bas (2016), 75% des cas avaient reçu deux doses de vaccin contre la rougeole, 12% avaient été vaccinés une fois et 12% n'avaient pas été vaccinés [28]. Dans la même lancée, d'autres études ont montré que la vaccination contre la rougeole reste un défi majeur pour atteindre les couvertures vaccinales escomptées. Les premières et secondes doses sont assez faibles et la plupart des cas sont retrouvées chez les personnes qui n'avaient reçu aucune dose de vaccin contre la rougeole [21, 13, 15, 18].

Les personnes non-vaccinées sont les plus susceptibles d'acquérir la rougeole. Il existe de multiples raisons pour qu'une personne ne soit pas vaccinée, notamment le choix individuel ou parental, l'accès aux soins de santé et les contre-indications à la vaccination [19, 29].

Il peut aussi s'agir d'une négligence parentale ou d'une absence de suivi médical régulier. Mais l'émergence depuis les années 2010 de mouvements antivaccins et la montée de la méfiance de la population générale à l'égard de la vaccination peuvent aussi en être une des raisons. De plus, la recherche d'information via internet est associée à une moindre pratique des vaccinations et recommandent de renforcer l'information sur l'intérêt des vaccins et de la rendre accessible à tous notamment aux patients les moins favorisés [30].

Le vaccin combinée rougeole, les oreillons et la rubéole présente des taux de rejet particulièrement élevés [31]. Les médecins se trouvaient très efficaces pour obtenir l'adhésion pour le vaccin chez les enfants de moins de deux ans [32].

D'autres auteurs ont montré l'effectivité de la vaccination a l'instar de Billard (2014) dans laquelle 890 046 (88,8 %) avaient reçu leur première dose et 847 951 (84,6 %) avaient reçu une seconde dose [19]. De même la couverture vaccinale à deux doses contre la rougeole en Ontario a été estimée à 88,3 % chez les enfants de 7 ans et à 95,4 % chez les jeunes de 17 ans [33].

A cause des raisons multiples expliquant les mauvaises couvertures vaccinales, la résurgence de ces maladies reste appréciable ; certaines avec des modes d'expression épidémique. Bien que les vaccins soient disponibles gratuitement dans les formations sanitaires, beaucoup d'enfants échappent à différentes stratégies mise en place pour les atteindre. Les occasions manquées de vaccination sont élevées ; elles limitent le rattrapage des enfants qui ont manqué leur rendez-vous [17].

En effet, à efficacité vaccinale constante du vaccin rougeole (estimée à 97 % avec deux doses) [34], plus la couverture vaccinale est élevée, plus la proportion de vaccinés parmi les cas augmente, en lien avec l'augmentation de la proportion relative des échecs vaccinaux parmi les cas au fur et à mesure de la diminution du nombre des non vaccinés. De ce fait, en cas d'importation du virus de la rougeole dans une population complètement vaccinée, seuls les sujets qui n'ont pas développé d'anticorps protecteurs suite à la vaccination vont développer la maladie, et ainsi 100 % de ces quelques cas résiduels de rougeole seront observés chez des personnes vaccinées deux doses. Certains pays expérimentent déjà ce paradoxe tel le Portugal bénéficiant d'une couverture vaccinale rougeole avec deux doses comprises entre 95 % et 99 % selon les régions, où a été décrit en 2018 un foyer épidémique de 211 cas au sein duquel 70 % des cas confirmés avaient reçu deux doses de vaccin [35]. La situation du district de santé d'Edea reste toutefois encore loin de ce contexte puisqu'aucune aire de santé n'atteignait 95 % de couverture vaccinale deux doses

La vaccination a considérablement réduit le nombre de décès par rougeole dans le monde [1]. Selon Tedros Adhanom Ghebreyesus, « La surcharge des systèmes de santé, dans le sillage de la pandémie de COVID-19, a conduit à l'interruption des services de vaccination. Or, nous constatons aujourd'hui la résurgence de maladies mortelles telles que la rougeole, et les conséquences de ces perturbations se feront sentir pendant plusieurs décennies en ce qui concerne d'autres maladies » [2].

Atteindre une couverture vaccinale d'au moins 95 % de la population avec deux doses de vaccin est un moyen sûr et efficace de protéger les enfants contre la rougeole. Or, dans de nombreux pays, les perturbations engendrées par la pandémie de COVID-19 ont retardé l'administration de la deuxième dose de vaccin [2]. Deux doses de vaccin contre la rougeole est la méthode la plus efficace pour prévenir la maladie, et l'élimination ne peut être atteinte et maintenue qu'avec une couverture vaccinale élevée. Une couverture vaccinale à deux doses de >95 % est recommandée pour obtenir une immunité collective contre la rougeole [20, 33, 36]. Une dose de vaccin couvre insuffisamment (taux d'échec primaire de 5 à 10%). La couverture vaccinale serait également plus efficace dans le temps [36].

La rougeole est une maladie virale dont les signes cliniques initiaux sont très variables et communs aux autres maladies virales, ce qui rend le diagnostic difficile à la phase précoce. Elle n'est fortement suspectée voire cliniquement confirmée qu'à partir de l'apparition de l'éruption, souvent caractéristique. Or, la contagiosité commence la veille des premiers symptômes soit environ 5 jours avant l'éruption, la période de contamination étant maximale dans les 2 à 4 jours qui précèdent le rash c'est-à-dire avant tout symptôme spécifique de la maladie [6, 20, 37, 39]. De plus, le virus peut rester vivant et infectant dans les gouttelettes présentes dans l'air et cela pendant plusieurs heures, posant alors un risque majeur de contamination [38].

Dans notre étude, tous les cas présentaient l'éruption maculo-papuleuse et la fièvre soit 100% (93/93). De même, 53% (49/93) de ces cas avaient la conjonctivite comme symptôme. La toux et le rhume étaient représentés respectivement à 91% (85/93) et 78% (73/93). Ces résultats pourraient s'expliquer par le fait que Le premier signe d'infection est en général une forte fièvre qui apparaît environ 10 à 12 jours après l'exposition au virus et persiste 4 à 7 jours. Au cours de ce stade initial, le tableau peut comporter une rhinorrhée, de la toux, des yeux rouges et larmoyants, et de petits points blanchâtres sur la face interne des joues. L'éruption apparaît plusieurs jours plus tard, habituellement sur le visage et le haut du cou [20].

Nos résultats corroborent avec une étude menée dans le District de santé de Bangue-Cameroun (2021) dans laquelle tous les cas présentaient la fièvre et l'éruption cutanée maculopapulaire, 55.6% avaient une rhinite, 50% la toux et 44.4% une conjonctivite [18]. De même, au Mali (2018), une étude a montré que les 3 signes les plus évoqués étaient : L'éruption cutanée 40% ; la fièvre 25% et la conjonctivite chez les enfants 20% [14].

Conclusion

L'épidémie de rougeole a été confirmée au District de santé d'Edéa. La tranche d'âge la plus touchée était celle des moins de 5 ans. Seuls 3,2% des cas étaient complètement vaccinés contre la rougeole. Le suivi épidémiologique de la rougeole montre qu'il reste au district de santé d'Edea un réservoir de sujets réceptifs suffisant pour maintenir la transmission du virus, en particulier dans la population des jeunes. Cette épidémie de rougeole survenue à Edea serait liée à une faible couverture vaccinale. Le renforcement de la vaccination et de la surveillance épidémiologique pourrait contribuer au contrôle et à une prévention efficace de la rougeole ainsi que d'autres maladies à potentiel épidémique. Afin d'endiguer de prochaines épidémies et tendre vers l'élimination de la maladie, il semble primordial de renforcer la prise en charge vaccinale des patients, l'objectif étant que plus de 95% de population ait une couverture vaccinale supérieure à 95%. Des efforts doivent être faits pour continuer à améliorer la couverture vaccinale et être capable d'enrayer plus rapidement d'éventuelles nouvelles flambées épidémiques. La mobilisation des organismes de santé est souhaitable pour améliorer l'observance vaccinale. Il est essentiel de prendre les mesures nécessaires pour éliminer la rougeole. La prévention de la rougeole et plus généralement des maladies infectieuses dans leur ensemble, est le rôle de tous les professionnels de santé. Formation, information, identification et vaccination sont au cœur de la lutte contre la rougeole. L'objectif d'augmentation de la couverture vaccinale est non seulement de protéger directement les sujets vaccinés, mais également d'éviter la contamination des sujets vulnérables, à risque de formes graves, à travers une immunité de groupe. Cette immunité de groupe ne pourra être obtenue que grâce à des niveaux de couverture vaccinale très élevés dans tout le District de santé d'Edea. En effet, tant que la couverture vaccinale des nourrissons n'atteindra pas le niveau requis de 95% pour les deux doses et que le rattrapage des cohortes d'enfants plus âgés et de jeunes adultes ne sera pas renforcé, on risque d'observer une alternance de vagues épidémiques.

Recommandations

- Organiser des campagnes de rattrapage ciblant les enfants de 0 à 59 mois dans les aires de santé ;
- Renforcer la surveillance à base communautaire dans ces aires ;
- Enquêter sur les raisons du refus ou de la non-adhésion vaccinale dans cette communauté.

Tableaux et figures

Tableau 1 Symptomatologie

Figure 1 Répartition des cas en fonction des semaines épidémiologiques

Figure 2 Répartition des cas en fonction de la provenance

Figure 3 Distribution des cas par sexe

Figure 4 Distribution des cas par tranches d'âge

Figure 5 Distribution des cas selon le statut vaccinal

Références

1. World Health Organization. Rougeole. Available from: https://www.who.int/fr/health-topics/measles Accessed 20 May 2022
2. World Health Organization. Available from: https://www.who.int/fr/news/item/27-04-2022-unicef-and-who-warn-of--perfect-storm--of-conditions-for-measles-outbreaks--affecting-children Accessed 2022 Aug 24
3. Zucker JR, Rosen JB, Iwamoto M, Arciuolo RJ, Langdon-Embry M, Vora NM, et al. Consequences of undervaccination—measles outbreak, New York City, 2018–2019. New England Journal of Medicine. 2020;382(11):1009–17.
4. Tekpa G, Diemer HSC, Longo JDD, Pamatika CM, Dalengat-Vogbia Z, Koffi B. Epidémie de rougeole en période post-conflit dans une zone rurale centrafricaine. Médecine d'Afrique Noire. 2019.

5. Antona D, Dina J, Soing-Altrach S, Aït-Belghiti F, Georges S, Maine C, et al. Épidémiologie de la rougeole en France en 2011-2018. Revue de Biologie Médicale/N. 2019;350(64).
6. World Health Organization - Regional Office for the Eastern Mediterranean. Available from: http://www.emro.who.int/fr/health-topics/measles/disease-and-epidemiology.html Accessed 24 Aug 2022
7. Mangoua HG, Amani RY, Wilnique P, Otshudijenka JB, Tiembre I, Benie VJ. 313 - Evaluation du système de surveillance épidémiologique de la rougeole, Région sanitaire de l'Indénié-Djuablin, Côte d'Ivoire, janvier-septembre 2021. Revue d'Épidémiologie et de Santé Publique. 2022 Aug 1;70:S170.
8. Comité Régional de l'Afrique. Progrès réalisés vers l'élimination de la rougeole en 2020: document d'information. Organisation mondiale de la Santé. Bureau régional de l'Afrique; 2021.
9. Coppry M, Saly M, Lashéras-Bauduin A, Binard F, Valdenaire G, Videau N, et al. Épidémie de rougeole dans un service d'urgences: quelles leçons tirer? Médecine et Maladies Infectieuses. 2018;48(4):S154.
10. Bernadou A, Méchain M, Astrugue C, Delance S, Le Galliard V, Meurice L, et al. Épidémie de rougeole en cours dans une région française, novembre 2017 à février 2018. Médecine et Maladies Infectieuses. 2018;48(4):S79.
11. Shane A, Hiebert J, Sherrard L, Deehan H. Dans ce numéro: La rougeole au Canada. RMTC. 2014;40:6.
12. Floret D. Rougeole: quelles leçons tirer de l'épidémie? Journal des Anti-infectieux. 2014;16(3):131–6.
13. Belda K, Tegegne AA, Mersha AM, Bayenessagne MG, Hussein I, Bezabeh B. Measles outbreak investigation in Guji zone of Oromia Region, Ethiopia. The Pan African Medical Journal. 2017;27(Suppl 2).
14. Diarra BO. Système de surveillance épidémiologique de la rougeole de 2013-2015 dans le District Sanitaire de la Commune IV. 2018;
15. Agence de la santé publique du Canada. SURVEILLANCE DE LA ROUGEOLE AU CANADA: 2017. 2019.
16. Shenge JA, Odaibo GN, Olaleye DO. Outbreak of Measles in vaccinated population in Southeastern Nigeria. African Journal of Clinical and Experimental Microbiology. 2021;22(3):336–43
17. Nguefack F, Ngwanou DH, Chiabi A, Mah E, Wafeu G, Mengnjo M, et al. Déterminants et Raisons de Non Vaccination Complète des Enfants Hospitalisés

dans deux Hôpitaux de Référence Pédiatrique à Yaoundé. Health Sci Dis. 2018 Mar 28; 19(2).
18. M.N. Nanga Dampand, A.V. Kouatchouang, T. Djikeussi, J. Lontsi, S. Billong. Investigation of measles outbreak in Bangue health district: Challenges of control in an urban setting, Cameroon 2019. Infection Prevention & Control / International Journal of Infectious Diseases 101(S1) (2021) 300–335
19. Billard MN. Couverture vaccinale contre la rougeole et distribution de l'âge à la 1ère et la 2ième dose de vaccin dans la région affectée par l'épidémie de 2011 dans le reste du Québec. 2014;
20. World Health Organization. Rougeole. Available from: https://www.who.int/fr/news-room/fact-sheets/detail/measles Accessed 4 Sep 2022
21. Breakwell L, Moturi E, Helgenberger L, Gopalani SV, Hales C, Lam E, et al. Measles outbreak associated with vaccine failure in adults—Federated States of Micronesia, February–August 2014. Morbidity and Mortality Weekly Report. 2015;64(38):1088–92.
22. New York City Metro Area Population 1950-2022. Available from: https://www.macrotrends.net/cities/23083/new-york-city/population Accessed 4 Sep 2022
23. Carte Sanitaire Nationale. Available from: https://dhis-minsanté -cm.org/portal/ Accessed 4 Sep 2022
24. Antona D, Lévy-Bruhl D, Baudon C, Freymuth F, Lamy M, Maine C, et al. Measles Elimination Efforts and 2008–2011 Outbreak, France. Emerg Infect Dis. mars 2013;19(3):357-64
25. Bertholom C. Épidémie de rougeole : aspects cliniques et vaccination. Option/Bio. 1 avr 2013;24(489):18-20.)
26. Ogielska M. Caractéristiques de la rougeole adulte hospitalisée: étude rétrospective de 170 cas dans 7 centres hospitaliers des régions Poitou-Charentes et Rhône-Alpes du 1er novembre 2010 au 30 avril 2011 [PhD Thesis]. 2012.
27. Launay PO. De 3 à 11 vaccins obligatoires depuis le 1er janvier 2018!
28. Hahné SJ, Nic Lochlainn LM, van Burgel ND, Kerkhof J, Sane J, Yap KB, et al. Measles outbreak among previously immunized healthcare workers, the Netherlands, 2014. The Journal of infectious diseases. 2016;214(12):1980–6.
29. McHale P, Keenan A, Ghebrehewet S. Reasons for measles cases not being vaccinated with MMR: investigation into parents' and carers' views following a large measles outbreak. Epidemiology & Infection. 2016;144(4):870–5.

30. Santé publique France ; F. Bourdillon ; S. Gautier ; C. Tricart ; R. Lozat ; D. Lévy-Bruhl ; M. Humez ; E. Le Lay ; C. Jestin ; C. Perrey ; A. Gautier ; K. Chemlal ; J.-B. Richard ; D. Rahib ; N. Lydié ; F. Limousi ; C. Brouard ; C. Larsen ; P. Verger ; M. Le Maréchal ; N. Agrinier ; C. Pulcini. Vaccination des jeunes enfants, des données pour mieux comprendre l'action publique. Option/Bio. nov 2017;28(571-572):4-5
31. Public Health England. Highest MMR vaccine coverage in 25 years, 2013 (https://www.gov.uk/government/news/ highest-mmr-vaccine-coverage-in-25-years). Accessed 14 June 2014.
32. Massin S, Pulcini C, Launay O, Flicoteaux R, Sebbah R, Paraponaris A, et al. Opinions et pratiques d'un panel de médecins généralistes français vis-à-vis de la vaccination. Global Health Promotion. 2013;20(2_suppl):28–32.
33. Thomas S, Hiebert J, Gubbay JB, Gournis E, Sharron J, Severini A, et al. Measles outbreak with unique virus genotyping, Ontario, Canada, 2015. Emerging infectious diseases. 2017;23(7):1063.
34. Strebel PM, Papania MJ, Dayan GH, Halsey NA. Measles vaccines. In: Plotkin SA, Orenstein WA and P. Offit, eds. Vaccines, 6th edition. Philadelphia: Saunders Elsevier ; 2013. P. 352-87.
35. Sá Machado R, Perez Duque M, Almeida S, Cruz I, Sottomayor A, Almeida I, et al. Measles outbreak in a tertiary level hospital, Porto, Portugal, 2018: challenges in the post-elimination era. Euro Surveill. 2018 May;23(20)
36. Faneye AO, Adeniji JA, Olusola BA, Motayo BO, Akintunde GB. Measles Virus Infection Among Vaccinated and Unvaccinated Children in Nigeria. Viral Immunol. 1 juill 2015;28(6):304-8
37. Laurain M. La rougeole, maladie au coeur d'un débat lorrain [PhD Thesis]. Université de Lorraine; 2018.
38. Caseris M, Burdet C, Lepeule R, Houhou N, Yeni P, Yazdanpanah Y, et al. Actualité de la rougeole. Rev Médecine Interne. mai 2015;36(5):339-45.
39. Agence de la santé publique du Canada (ASPC). Rougeole : Symptômes et traitement. [Mis à jour en octobre 2016; consulté en décembre 2018]. www.canada.ca/fr/santé -publique/services/maladies/ rougeole.html

TABLEAU

Tableau 1 Symptomatologie

Symptômes	**Effectif (N = 93)**	**Pourcentage (%)**
Eruption maculo-papuleuse	93	100
Fièvre	93	100
Conjonctivite	49	53
Toux	85	91
Rhume/Coryza	73	78

***N = Effectif**

FIGURES

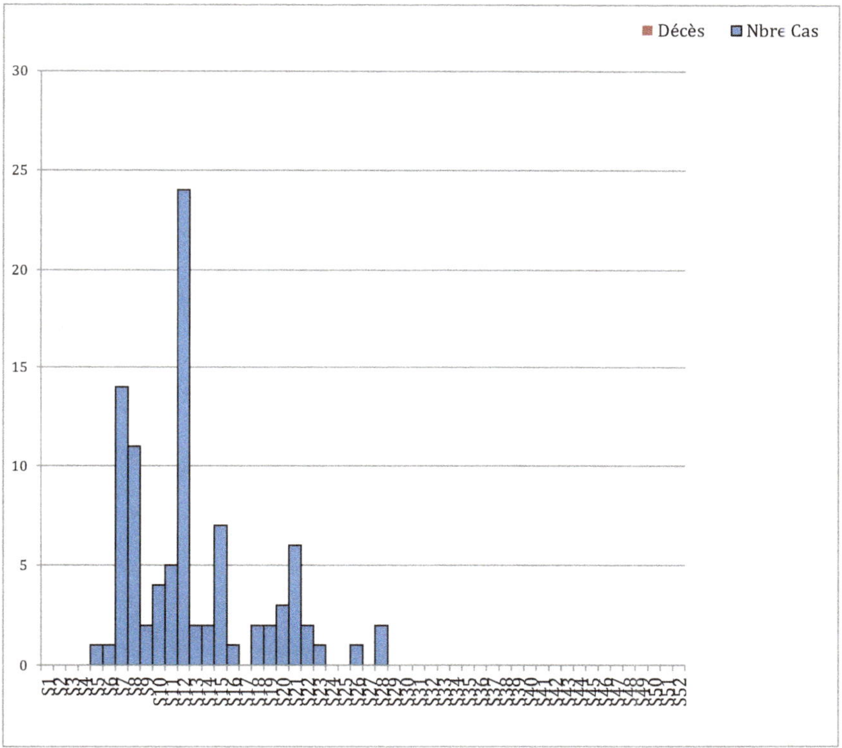

Figure 1 Répartition des cas en fonction des semaines épidémiologiques

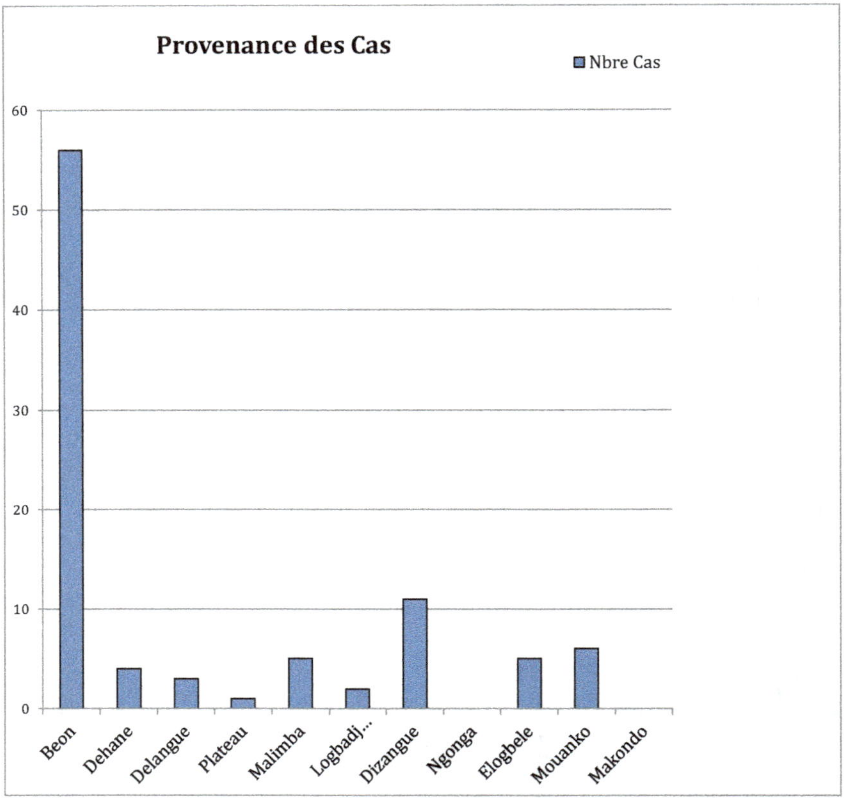

Figure 2 Répartition des cas en fonction de la provenance

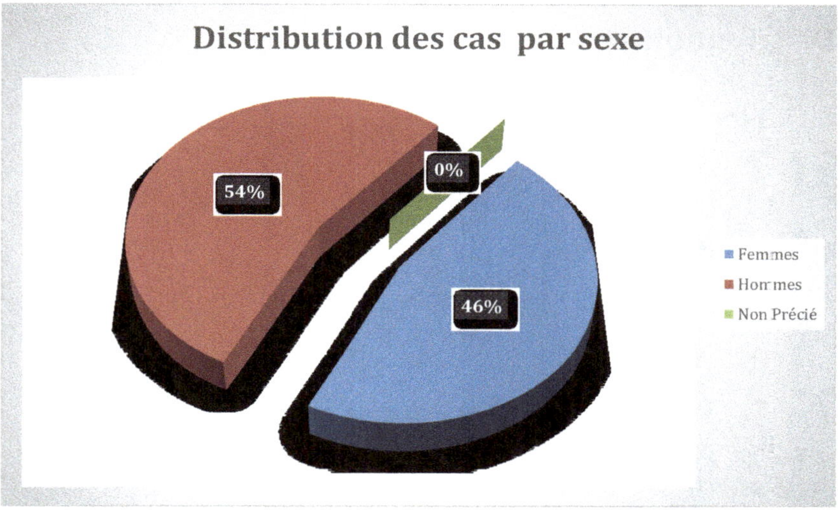

Figure 3 Distribution des cas par sexe

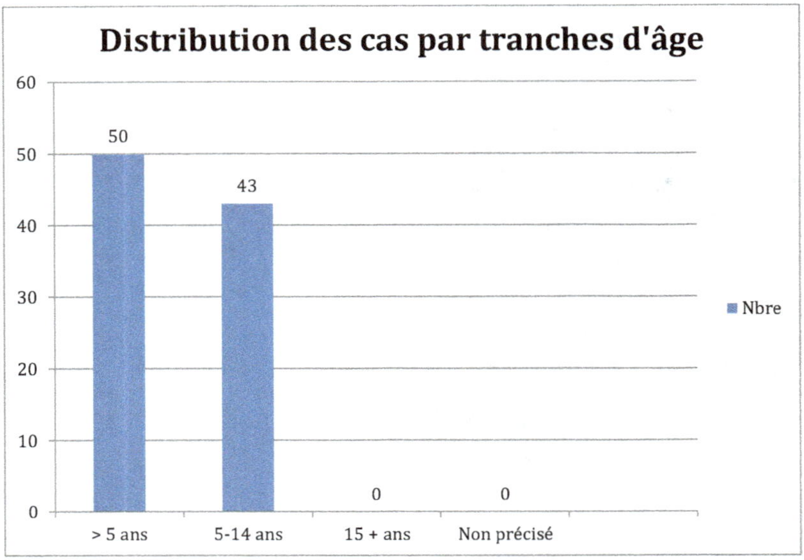

Figure 4 Distribution des cas par tranches d'âge

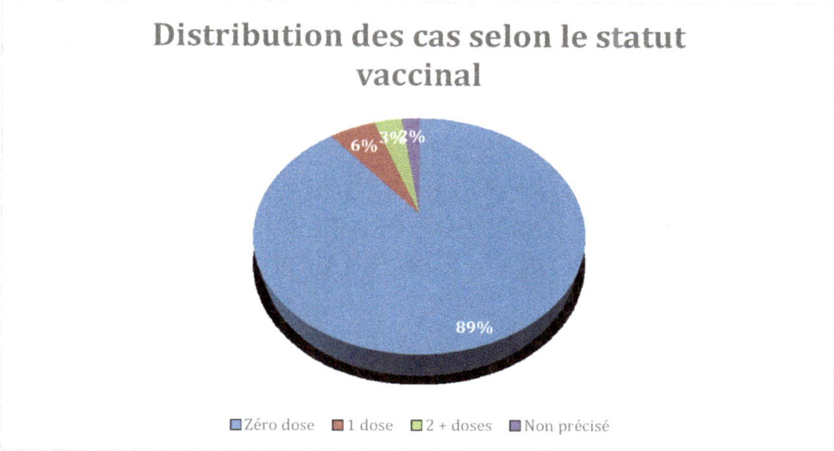

Figure 5 Distribution des cas selon le statut vaccinal

CHAPITRE 5 : LA FIEVRE JAUNE - INVESTIGATION PREVENTIVE (2025)

RAPPORT D'INVESTIGATION DE L'EPIDEMIE DE FIEVRE JAUNE DANS L'AIRE DE SANTE DE PLATEAU ADMINISTRATIF, DISTRICT DE SANTE D'EDEA, RÉGION LITTORAL, CAMEROUN 2025

Date : 11 Avril 2025

A : GROUPE TECHNIQUE REGIONAL LITTORAL - PROGRAMME ELARGI DE VACCINATION

De : Alex Stéphane NDJIP NDJOCK, Steve Roland SOUGA, Electha EKOW, Joseph NKEM PENDA

Object : INVESTIGATION DE L'EPIDEMIE DE FIEVRE JAUNE DANS L'AIRE DE SANTE DE PLATEAU ADMINISTRATIF, DISTRICT DE SANTE D'EDEA, RÉGION LITTORAL, CAMEROUN

Lieu : AIRE DE SANTE DE PLATEAU ADMINISTRATIF, DISTRICT DE SANTE EDEA, RÉGION LITTORAL

Date de départ : 09 Avril 2025

Date de retour : 10 Avril 2025

Résumé

Introduction La fièvre jaune, arbovirose virale transmise par les moustiques Aèdes, représente une menace de santé publique au Cameroun. Le 2 mars

2025, un cas confirmé a été notifié dans l'aire de santé de Plateau Administratif du district d'Édéa, justifiant une investigation épidémiologique.

Objectifs L'étude visait à investiguer le cas confirmé, décrire l'épidémiologie, évaluer la couverture vaccinale et les connaissances, attitudes et pratiques (CAP) de la communauté.

Méthodes Une investigation descriptive a été menée du 9 au 10 avril 2025 dans la localité de Bisseke 3. La recherche active de cas, l'évaluation vaccinale et une enquête CAP ont été réalisées selon les protocoles standards.

Résultats Le cas index était un homme de 22 ans non vacciné. Aucun autre cas n'a été identifié. La couverture vaccinale diminuait avec l'âge : 80% (9-12 mois), 75% (12-59 mois), 73% (5-15 ans) et 65% (>15 ans). L'enquête CAP (n=299) révélait que 100% connaissaient la maladie, mais seulement 65% les moyens de prévention et 70% l'âge de vaccination.

Conclusion Ce cas isolé survient dans un contexte de couverture vaccinale sous-optimale et de connaissances incomplètes sur la prévention. Le renforcement de la vaccination, la sensibilisation communautaire et la surveillance active sont recommandés pour prévenir toute propagation.

Mots-clés : Fièvre jaune, investigation, couverture vaccinale, CAP, Édéa, Cameroun.

Introduction

La Fièvre Jaune (FJ) se définit comme une maladie infectieuse virale transmise par la piqûre des moustiques du genre Aèdes.

Le virus infecte des primates (Hommes et singes). La maladie est entretenue par l'existence de deux cycles à savoir un cycle selvatique (où interviennent les primates notamment les singes et les moustiques selvatiques) et un cycle urbain (où interviennent l'Homme et les moustiques urbains à l'instar d'Aèdes aegypti). La période d'incubation de la FJ est de 3 à 6 jours et 10 à 50% des cas sont asymptomatiques. Le réservoir naturel du virus Amaril est le singe (primate). La transmission à l'Homme se fait uniquement à travers un vecteur. Elle sévit exclusivement en zone intertropicale (Afrique et Amérique). L'OMS estime qu'environ 200 000 nouveaux cas apparaissent chaque année et entraînent environ 30 000 décès. Le taux de létalité est de 20 % et peut atteindre les 80 % chez les enfants de moins de 15 ans car en zone endémique, la prévalence de l'immunité naturelle augmente avec l'âge. Ainsi, après avoir été contaminés par le virus Amaril, les singes deviennent résistants à l'infection. La circulation du virus en forêt est alors assurée grâce au renouvellement de la population simienne réceptive à l'infection, c'est-à-dire avec la naissance de singes non immunisés. Pour qu'il y ait épidémie de FJ, il faut donc des moustiques contaminants et des individus réceptifs, non immunisés. Le taux d'attaque va de 100 à 1 000/100 000.

En Afrique la maladie se manifeste sous forme de cas humains sporadiques ou d'épidémies. Au Cameroun, l'éventuelle circulation des vecteurs d'arboviroses notamment du Virus amaril a été notée dans la partie septentrionale, en accord avec les travaux de Poueme (Poueme et al, 2020) On a pensé à :

• Une sous-population domestique anthropophile qui pique pendant la journée surtout en fin d'après-midi utilisant des réceptacles artificiels (récipients pour le stockage de l'eau, boîtes de conserve, vieux pneus, récipients abandonnés, etc.) pour se reproduire. En raison du caractère artificiel de ces gîtes larvaires, cette sous-population est présente toute l'année.

• Une sous-population sauvage zoophile, qui se reproduit dans des habitats naturels (creux de rochers, trous d'arbres, coques de fruits, etc.).

L'infection par le virus de la FJ est asymptomatique pour de nombreuses personnes. Dans le cas contraire après une incubation de 3 à 6 jours, la maladie débute typiquement avec de la fièvre, des frissons, des douleurs musculaires et des maux de tête et c'est au cours de la phase toxique que les signes et symptômes graves associés de manière classique à la FJ se présentent à savoir les douleurs abdominales, l'ictère et l'insuffisance hépatique, l'insuffisance rénale et les signes hémorragiques tels que des saignements de la bouche, du nez, des yeux ou de l'estomac

Concernant le traitement de la FJ, il n'en existe aucun spécifique. Seul un traitement symptomatique peut être proposé à savoir la réhydratation, l'administration de médicaments visant à limiter la fièvre, les vomissements et la douleur, les antibiotiques pour les surinfections.

L'OMS préconise 4 principaux piliers comme stratégie de lutte à savoir :

- La vaccination antiamarile de routine pour les enfants à partir de 9 mois, dans le cadre du PEV : Une seule dose de Vaccin anti amaril (VAA) confère une immunité durable et protège à vie contre la maladie, sans qu'il y ait besoin d'une dose de rappel.

- La vaccination à grande échelle (AVS)

- La surveillance renforcée de la maladie

- La riposte rapide aux épidémies

Contexte et justification

Présentation du DS

District de Santé d'Edéa est situé à 65 km de la ville de Douala. Il fait partie du département de la Sanaga Maritime. Un superficie 5615 km carré avec une population 183 534 habitants (CIS 2024). Le DS est limité au Nord par le DS Japoma, Nord-est DS de Ngambé, Sud DS de Kribi, Est par les DS de Pouma et à l'Ouest Océan Atlantique. Il comporte aussi le fleuve Sanaga et la route nationale No3 Yaoundé-Douala.

Le DS d'Edea est composé d'onze (11) Aires de Santé dont 2 sont insulaires : Mouanko et Dizangue, avec 26 Formations sanitaires (FOSA) publiques et 30privées, faisant un total de 56 FOSA dans l'ensemble du DS.

Les données populationnelles du DS en 2024 étaient comme suit :

Population totale en 2024 : 184 416

Superficie : 5 615 km carre

Densité : 23 hbts au km carre

59 formations sanitaires fonctionnelles

36 formations sanitaires PEV

11 aires de santé

25 sites de surveillance

Chaine de froid, matériel roulant

3 centres de vaccination Covid19

La distribution des compétences médicales et paramédicales

- 1 médecin / 49 000 hbts
- 1 infirmier / 1 000 hbts

Données des années antérieures

Tableau 1 : Couverture vaccinales des aires de santé du District de santé d'Edea en 2022,2023 et 2024

	Vaccin Antiamarile - doses administrées		
	2022	2023	2024
AS Beon	72.1	67.5	74.3
AS Dehane	37.3	32	100.7
AS Delangue	61.5	68	76.4
AS Dizangue	51.1	54	103.3
AS Elog Bele	9.9	14.1	40
AS Logbajeck	59.9	57.8	66.7
AS Makondo	33.3	18.8	58
AS Malimba	48.7	42.6	54.7
AS Mouanko	20.3	38.1	41.2
AS Ngonga	24.4	14.6	66.5
AS Plateau Administratif	50.7	66.4	67.4
District Edea	47.6	51.7	68.4

On note que toutes les aires de santé ont connu une augmentation de leur couverture vaccinale, mais seules 2 AS ont atteint les couvertures vaccinales escomptées (Dehane, Dizangue).

INFORMATIONS PRELIMINAIRES SUR LE CAS

Informations préliminaires du cas

En date du 02 Mars 2025, le Comité Régional du Programme Elargi de Vaccination Littoral a été notifié d'un cas positif de FJ par séroneutralisation dans le DS d'Edea par la région.

En effet il s'agissait d'un patient de sexe masculin âgé de 22 ans reçu le 02 Mars 2024 au Centre Médical Militaire Rasa situé plus précisément dans l'aire de santé de Plateau, patiente provenant de la localité de Bisseke 3 de la même AS. Les plaintes du cas à l'entrée étaient : fièvre évoluant depuis une semaine, douleurs abdominales, asthénie, ictère, vomissement ; avec comme Diagnostic de présomption le paludisme grave, fièvre typhoïde ; bilan demandé : Goutte Epaisse, Widal, Glycémie, Taux d'hémoglobine ; par ailleurs le cas répondait à la définition de cas (FJ). La formation sanitaire a procédé à une notification le 02/03/2025, l'investigation et la validation du cas a été faite en collaboration avec le Point Focal Surveillance du District de Santé ; le prélèvement et l'acheminement de l'échantillon au Poste de Réception des Echantillons Biologiques du Littoral a eu lieu le 03/03/2025 ; le protocole de prise en charge mis sur pied était le suivant : Artésunate injectable, Ceftriaxone injectable, gentamycine injectable, paracétamol perfusion et métronidazole perfusion, vogalène injectable.

Temps et lieu de l'investigation

L'équipe a mené l'investigation approfondie du cas le 09 Avril 2025 dans l'Aire de Santé de Plateau plus précisément dans la localité de Bisseke 3 localité où réside le cas pendant la visite 2 semaines après une investigation préliminaire. Au total 222 ménages pris autour du domicile du cas et dans le quartier ont été enquêtés. Il faut noter que pendant cet exercice il y a eu des enquêtes hors ménages aussi, et lieu rassemblement et dans les écoles de la localité. C'est ainsi que les résultats suivants ont été obtenus.

Tableau 2 : Résultats des enquêtes Connaissances attitudes et pratiques (CAP)

Données socio démographiques		**Connaissances attitudes et pratiques**		**Personnes Vaccinées avec preuve vaccinale**	**Personnes trouvées non vaccinées dans les ménages**
M	F	BON NIVEAU	NIVEAU INSUFFISANT		
116	183	198	101	30	50
T :299		T :299		T :80	

4. OBJECTIFS

Objectif général

Mener une investigation préliminaire du cas positif de Fièvre Jaune dans le District de Santé d'Edea

Objectifs spécifiques

- Décrire en temps, lieu et personne l'épidémie
- Evaluer la Couverture Vaccinale en Fièvre Jaune autour du cas
- Evaluer les connaissances, attitudes et pratiques de la communauté sur la FJ

Méthodes

Lieu et période de l'étude

L'investigation s'est déroulée du 9 au 10 avril 2025 dans la localité de Bisseke 3, aire de santé de Plateau Administratif, district de santé d'Édéa, région du Littoral, Cameroun.

Type d'étude et population

Une étude descriptive transversale a été menée, incluant :

- La recherche active de cas suspects dans les formations sanitaires et la communauté
- L'évaluation de la couverture vaccinale antiamarile
- L'analyse des connaissances, attitudes et pratiques (CAP) de la population

Méthode d'échantillonnage

Un échantillonnage en grappes a été réalisé selon l'approche suivante :

- Sélection de 222 ménages autour du domicile du cas index par méthode aléatoire systématique
- Inclusion des personnes présentes au moment de l'enquête âgées de 9 mois et plus
- Sur-représentation intentionnelle des adultes pour l'enquête CAP (20-65 ans)
- Enquêtes complémentaires dans les lieux de rassemblement et écoles de la localité

Collecte et analyse des données CAP

Outil de collecte : Questionnaire standardisé administré en face-à-face

Variables évaluées : Connaissance des signes cliniques et moyens de prévention ; Attitudes face à la vaccination et aux soins ; Pratiques de prévention contre les piqûres de moustiques

- **Méthode d'analyse :** Calcul des fréquences et pourcentages pour les variables ; Analyse descriptive des réponses ouvertes ; Catégorisation des niveaux de connaissance (bon/insuffisant)

Recherche active des cas

Une Revue rétrospective des registres de consultation (3 mois avant le cas index) a été faite de meme qu'une investigation prospective dans la communauté via liste linéaire et une recherche dans les formations sanitaires publiques et privées de l'aire de santé.

Définition de cas

Les définitions de cas utilisées étaient conformes à celles du guide de Surveillance Intégrée de la Maladie et Riposte pour le Cameroun (SIMR 2021), contextualisées aux DS concernés.

Cas suspect

- Toute personne vivant dans le District de Santé d'Edea de la période de l'enquête et présentant (ou ayant présenté dans l'histoire de la maladie) une fièvre d'apparition brutale accompagnée d'un ictère apparu dans les deux semaines suivant les premiers symptômes, avec ou sans signes d'hémorragie

Décès suspect

- Toute notion de décès survenu durant la période de l'étude dans le tableau clinique sus décrit, et dans les 2 semaines suivant l'apparition des premiers signes cliniques

Cas probable

- Cas suspect chez qui la présence d'IgM antiamariles est détectée en l'absence de vaccination antiamarile Ou ayant un lien épidémiologique avec un cas confirmé ou histopathologie hépatique positive à l'autopsie.

Cas confirmé

- Cas probable chez qui on aurait détecté soit l'un des éléments suivants
- Des IgM antiamariles spécifiques
- Un titre d'IgM et/ou IgG contre la FJ 4 fois plus élevés entre le sérum de phase aiguë et le sérum de phase convalescente
- Des anticorps neutralisants spécifiques du virus amaril

Ou l'un des éléments suivants :

- Des séquences génomiques du virus amaril dans le sang ou les organes par PCR
- Par immunohistochimie d'antigènes du virus amaril dans le sang, le foie ou d'autres organes
- Isolement du virus amaril

Procédure de collecte

i. Dans les FOSA

Une revue des registres de consultation et d'hospitalisation a été effectuée à la recherche des cas manqués dans les fosas de l'aire de santé. La revue des registres était faite en considérant un recul de trois mois à partir de la date début des symptômes du cas investigué (confirmé).

Une liste linéaire a été établie pour enregistrer les cas répondant à la définition des cas.

ii. Dans la communauté

La recherche active des cas additionnels s'est faite dans le quartier Bisseke, localité du cas confirmé et sur la base de la liste linéaire établie au cours de la revue des registres. Et au même moment que l'enquête dans les ménages a été effectuée.

iii. Évaluation de la couverture vaccinale

La Couverture Vaccinale a été évaluée chez les 09 mois et plus dans les ménages autour du cas c'était de 65%.

iv. Évaluation des connaissances, attitudes et pratiques sur la Fièvre Jaune

Les connaissances, attitudes et pratiques sur la FJ ont été évaluées chez les adultes interviewés.

Résultats

Information à recueillir sur le cas étaient comme suit :

Age : 22

Sexe : Masculin

Lieu de résidence : Bisseke 3

Profession : Non répertorié

Statut vaccinal si possible la date de vaccination : Non vacciné

Date de début de la fièvre : 01/03/2024

Date de début de l'ictère : 02/03/2024

Notion de voyage dans les 15 jours avant la maladie (donner le lieu du voyage et préciser si c'est une zone à risque de FJ) : Aucune notion de voyage

Autres signes cliniques : douleur abdominale, vomissement, asthénie.

Résultats des examens faits : Goutte Epaisse (Positif), Widal (Positif), les autres examens étaient négatifs

Recherche active

Aucun cas suspect n'a été retrouvé sur le terrain.

Tableau 3 : Enquête de couverture vaccinal autour du cas (les enfants âgés de 9mois et plus)

Statut vaccinal	9-12mois	12-59 mois	5 – 15 ans	15 ans et plus
Vacciné contre la FJ	80%	75%	73%	65%
Raisons	Oublie du RDV et ignorance de possibilité de rattrapage	Réticences et peur des effets indésirables	Ne sais pas et oublie, Occupé par les études En déplacement	Ne sais pas, Rumeurs Occupé par les études En déplacement

Le nombre de personnes interrogées dans les ménages, hors ménages, les lieux de regroupement et écoles était de 299 personnes, parmi lesquelles plus de 75% des enfants âgés de 12 à 59 mois étaient vaccinées grâce à l'opportunité des campagnes de vaccination de routine et des stratégies avancées et comme preuve de vaccination (la carte de vaccination pour les personnes vues dans les ménages) bien que certains étaient réticents à l'enquête. Les résultats de l'enquête sont comme suit :

Enquête CAP

Sur 222 ménages visités dans la localité, les personnes interrogées étaient âgées de 20 à 65 ans.

Tableau 4 : Résultats enquêtes CAP

ANALYSE CAP	*Pourcentage des répondants*
Entendu parlé de FJ	100%
Signes cliniques FJ	75%
Moyen de prévention	65%
Age vaccination FJ	70%
CAT en cas de FJ	85%
Moyens de prévention des piqures de moustiques	90%

Discussion

La survenue d'un cas confirmé de fièvre jaune dans l'aire de santé de Plateau Administratif, bien qu'isolé, mérite une attention particulière dans le contexte spécifique du district de santé d'Édéa.

La couverture vaccinale antiamarile du district, bien qu'en amélioration progressive (passant de 47,6% en 2022 à 68,4% en 2024), reste insuffisante pour assurer une immunité collective optimale. Seules deux aires de santé sur onze atteignent les couvertures escomptées, créant des poches de susceptibilité importantes où la transmission virale pourrait s'amplifier en cas d'introduction du virus.

La situation géographique du district d'Édéa, traversé par le fleuve Sanaga et comportant des zones insulaires (Mouanko, Dizangue, Dehane), présente des conditions écologiques favorables à la prolifération des vecteurs de la fièvre jaune. La coexistence décrite de sous-populations domestiques anthropophiles et sauvages zoophiles d'Aèdes crée un risque permanent de transmission selvatique et urbaine, particulièrement dans un contexte de couverture vaccinale sous-optimale.

Les enquêtes CAP révèlent un paradoxe ; si 100% des personnes interrogées ont entendu parler de la fièvre jaune, seulement 65% connaissent les moyens de prévention et 70% l'âge recommandé pour la vaccination. Ce décalage entre connaissance générale et connaissance opérationnelle explique en partie les difficultés rencontrées dans l'atteinte de couvertures vaccinales satisfaisantes.

La diminution progressive de la couverture vaccinale avec l'âge (80% chez les 9-12 mois contre 65% chez les plus de 15 ans) reflète les défis du rattrapage vaccinal et suggère un relâchement de la vigilance chez les populations adolescentes et adultes, pourtant également à risque.

Plusieurs limites méthodologiques doivent être considérées dans l'interprétation des résultats :

- Évaluation du statut vaccinal : La dépendance exclusive aux cartes de vaccination comme preuve de vaccination peut avoir entraîné une sous-estimation de la couverture réelle, de nombreuses personnes pouvant avoir été vaccinées sans conserver leur carte. Cette limite est particulièrement pertinente pour les adultes, moins susceptibles de conserver leurs documents vaccinaux.
- Représentativité de l'échantillon : L'enquête s'est concentrée sur le quartier Bisseke 3, lieu de résidence du cas index, ce qui limite la généralisation des résultats à l'ensemble de l'aire de santé de Plateau Administratif, et a fortiori à l'ensemble du district.
- Biais de mémorisation : Les données sur les connaissances, attitudes et pratiques sont sujettes aux biais de rappel, particulièrement pour des questions concernant des événements ou des connaissances anciennes.
- Période d'investigation limitée : La brève durée de l'investigation (deux jours) peut avoir limité la détection de cas supplémentaires, notamment parmi les personnes mobiles ou moins accessibles.
- Absence d'entomologie : L'enquête n'a pas inclus d'évaluation entomologique pour caractériser les populations vectorielles et leur

densité dans la zone, ce qui aurait pourtant fourni des éléments importants pour l'évaluation du risque.

- Caractère transversal : La nature ponctuelle de l'enquête ne permet pas de suivre l'évolution temporelle de la situation épidémiologique dans la zone.

Malgré ces limites, cette investigation fournit des données précieuses pour orienter les actions de santé publique dans le district d'Édéa et met en lumière la nécessité de renforcer à la fois la surveillance épidémiologique et les stratégies de prévention vaccinale dans cette zone à risque.

Conclusion

À l'issue de cette investigation menée dans l'aire de santé de Plateau Administratif du district de santé d'Édéa, il apparaît que le cas confirmé de fièvre jaune détecté en mars 2025 reste un cas isolé, sans propagation épidémique identifiée dans la communauté. Cette situation contraste avec la couverture vaccinale sous-optimale observée dans plusieurs aires de santé du district, où seules deux aires sur onze atteignent les couvertures escomptées. Les enquêtes menées révèlent une connaissance générale de la maladie dans la population, mais avec des lacunes importantes concernant les moyens de prévention et l'âge recommandé pour la vaccination. La couverture vaccinale évaluée autour du cas montre une diminution progressive avec l'âge, passant de 80% chez les 9-12 mois à seulement 65% chez les plus de 15 ans, reflétant les défis du rattrapage vaccinal chez les adolescents et adultes.

Recommandations Opérationnelles

- Renforcer la vaccination de routine et mettre en œuvre des stratégies de rattrapage ciblées pour les populations non ou insuffisamment vaccinées ;
- Intensifier les activités de sensibilisation communautaire sur l'importance de la vaccination contre la fièvre jaune et les mesures de prévention contre les piqûres de moustiques ;
- Améliorer le système de preuve vaccinale pour faciliter le suivi des statuts vaccinaux, notamment chez les adultes ;
- Maintenir une surveillance épidémiologique renforcée dans l'ensemble du district, avec une attention particulière aux zones à faible couverture vaccinale ;
- Renforcer les capacités des formations sanitaires dans la détection précoce, la notification et la prise en charge des cas suspects de fièvre jaune.

Cette investigation souligne l'impérieuse nécessité de maintenir une vigilance constante et de renforcer les stratégies de prévention pour éviter l'émergence de nouveaux cas dans ce district classé à risque, conformément aux objectifs d'élimination des épidémies de fièvre jaune d'ici 2026.

PARTIE III : ANALYSES TRANSVERSALES

CHAPITRE 6 : METHODOLOGIES D'INVESTIGATION COMPAREES

Panorama des approches méthodologiques utilisées

Les investigations épidémiologiques menées dans le District de Santé d'Édéa entre 2022 et 2025 ont déployé plusieurs méthodologies adaptées aux contextes spécifiques des différentes épidémies.

Études descriptives transversales

Application : Toutes les investigations (choléra, rougeole, fièvre jaune)
Caractéristiques :

- Analyse en temps-lieu-personne systématique
- Collecte de données ponctuelle lors de l'investigation
- Description des caractéristiques épidémiologiques des cas

Investigations prospectives et rétrospectives

Application : Recherche active des cas
Méthodes :

- Revue rétrospective des registres de consultation à la recherche des cas manqués (3 mois avant l'alerte)
- Investigation prospective dans la communauté via listes linéaires
- Suivi des contacts et recherche de cas secondaires

Techniques d'échantillonnage comparées

Échantillonnage en grappes

Utilisation : Investigation fièvre jaune (2025)
Modalités :

- Sélection de 222 ménages autour du cas index par méthode aléatoire systématique
- Inclusion des personnes présentes au moment de l'enquête
- Sur-représentation intentionnelle des adultes pour l'enquête CAP

Échantillonnage exhaustif

Utilisation : Investigation rougeole (2025)
Approche :

- Recensement de tous les cas présents issus des listes linéaires du district
- Investigation dans toutes les formations sanitaires de l'aire de santé
- Recherche active communautaire élargie

Échantillonnage ciblé

Utilisation : Investigation choléra (2023)
Caractéristiques :

- Focus sur les ménages des cas identifiés
- Investigation des contacts directs et indirects
- Échantillonnage opportuniste dans les lieux de rassemblement (Marchés, Ecoles, Lieux de culte)

Outils de collecte standardisés

Listes linéaires

Fonction : Recensement et suivi des cas suspects
Avantages :

- Standardisation des données collectées
- Facilitation du suivi épidémiologique
- Compatibilité avec le système Surveillance Intégré des Maladies et Riposte du Cameroun

Questionnaires CAP

Application : Évaluations connaissances, attitudes et pratiques
Variables mesurées :

- Connaissance des signes cliniques et moyens de prévention
- Attitudes face à la vaccination et aux soins
- Pratiques de prévention spécifiques

Grilles d'enquête environnementale

Utilisation : Investigations choléra
Éléments évalués :

- Sources d'eau et conditions d'approvisionnement
- Pratiques d'hygiène et d'assainissement
- Conditions d'habitation et promiscuité

Définitions de cas contextualisées

Adaptation aux contextes locaux

Approche :

- Utilisation des définitions standard du guide SIMR
- Contextualisation selon le statut épidémique du district
- Adaptation aux capacités de diagnostic disponibles

Hiérarchisation des cas

Structure :

- Cas suspects (définition clinique)
- Cas probables (lien épidémiologique ou présomption forte)
- Cas confirmés (validation biologique)

Méthodes analytiques employées

Analyse descriptive

Techniques :

- Calcul de fréquences et pourcentages
- Répartition temps-lieu-personne
- Analyse des tendances épidémiques

Évaluation des couvertures vaccinales

Méthodologie :

- Vérification par carte vaccinale
- Enquêtes rapides en communauté
- Analyse des données de routine du PEV

Innovations méthodologiques

Intégration des technologies mobiles

Applications :

- Collecte électronique via smartphones
- Transmission rapide des données d'alerte
- Géolocalisation des cas et des interventions

Défis méthodologiques persistants

Limitations identifiées

- Absence fréquente de confirmation biologique due aux ruptures de réactifs
- Représentativité limitée des échantillons dans les zones difficiles d'accès
- Biais de mémorisation dans les enquêtes CAP
- Documentation insuffisante des méthodes d'échantillonnage

Contraintes opérationnelles

- Délais courts d'investigation limitant la profondeur des analyses
- Ressources humaines limitées pour les investigations approfondies
- Difficultés de suivi des populations mobiles

Perspectives d'amélioration

Renforcement des capacités

- Formation standardisée aux méthodes d'investigation épidémiologique
- Développement de protocoles d'investigation rapide
- Amélioration de la documentation méthodologique

CONCLUSION

Les expériences du District d'Édéa illustrent les défis et les réussites des systèmes de santé africains décentralisés. Les approches multisectorielles, la collaboration internationale et la formation des acteurs de terrain constituent des leviers majeurs pour anticiper et contenir les épidémies futures.

Les contraintes logistiques rencontrées incluent la difficulté d'accès à certaines zones rurales, le manque de moyens de transport et les ressources financières insuffisantes. Les solutions adoptées ont consisté à recourir à des équipes locales sanitaires et communautaires, à la coordination avec les ONG et à l'usage de la téléphonie mobile pour la notification rapide des alertes.

L'adoption d'outils numériques pour la collecte et la transmission des données a considérablement amélioré la rapidité de réponse. L'intégration de la surveillance communautaire participative et de la géolocalisation des cas a permis une meilleure planification des interventions.

La vaccination reste le pilier de la prévention des maladies à potentiel épidémique. Les couvertures vaccinales du District d'Édéa restent inférieures aux cibles OMS (≥95%). Les épidémies de rougeole et de fièvre jaune ont démontré la nécessité de renforcer les campagnes de rattrapage et la confiance communautaire dans les vaccins.

La résilience du système de santé du District d'Édéa passe par la formation continue du personnel, l'amélioration des infrastructures sanitaires et la disponibilité des ressources matérielles et financières.

www.ingramcontent.com/pod-product-compliance
Lightning Source LLC
LaVergne TN
LVHW022304200926
848481LV00004B/1208